「水」に価値がついた日

おいしい水から機能をもつ水へ

株式会社日本トリム
代表取締役
森澤紳勝

発行:ダイヤモンド・ビジネス企画
発売:ダイヤモンド社

はじめに

「水には健康に寄与する機能がある」

このことを皆さんはご存じだろうか。

人間だけでなく地上で生育するすべての生物にとって生命の源となるもの。

それは「水」である。その水が健康と関係ないわけがない。

一九四〇年代の日本人の平均寿命は五〇歳台だった（＊1）。それが一九九〇年代に入ると八〇歳前後となり、二〇一八（平成三〇）年の昨今は「人生一〇〇年」の時代が到来したと言われている。

しかし、寿命が延びた一方で、高齢化により年々増加する医療費が国の財政を圧迫し、社会問題となっている。そこで、国を挙げていま注力されているのが健康長寿社会の実現をめざしたさまざまな取り組みである。

私は、一〇年ほど前から健康長寿社会の実現には、治療や介護、新しい医療技術も大切だが、一番重要なのは「予防」であるとさまざまな場で提言してきた。

＊1　出典
厚生労働省「平均余命の年次推移」より。

予防とは、健康の維持・増進に他ならないが、その対策としては、食事、運動、睡眠など日常の生活習慣に気を付けることがすぐに思い浮かぶだろう。

実際、人々の健康意識の高まりに伴い、さまざまな健康食品・サプリメントが市場に溢れ、内閣府の『生活者起点での健康食品・サプリメント市場 実態』によれば、「一九七五年のある調査では当時の健康食品の市場規模は、五〇〇億円弱に過ぎずマイナーな業界だった。およそ四〇年を経て市場は二五倍の一兆二〇〇〇億円に成長している」ということだ。

しかし、ここでよく考えてほしい。健康食品を選ぶ前に、もっと慎重に選択するべきものがあるのではないだろうか。

それは、生命の源であり、だれもが必ず毎日飲む「水」である。

私は、「体にいい水」を日々の生活に取り入れることが、健康の維持・増進対策の一つとして、とても容易で継続しやすい方法だと考えている。では、「体にいい水」とはどういうものなのか。

私が「水」を意識したのは、四〇年ほど前にさかのぼる。

当時、東南アジアや中国を旅行し、そこでその後の人生を変えるほどの衝撃を受けた。日本ではタダが当たり前の水が、どこに行ってもある程度の値段で売られていたのだ。日本よりも格段に収入が少ない国で、なぜ普通の水が売れるんだ。私はショックを受けた。

このことがきっかけで、初めて水の存在価値というものを真剣に考えた。生命は水があったから誕生した。そして、人間の体の約七〇%は水だ。要するに我々人間は、水があるからこそ今ここに存在している。

どんな水でも良いわけがないではないか。

すでに、一九六六（昭和四一）年に、アルカリイオン整水器（現在の当社製品は、さまざまな技術開発、研究成果を得て、電解水素水整水器と呼称している）が、胃腸内異常発酵・胃酸過多・消化不良・慢性下痢・制酸（現在は、胃腸症状の改善という表現に変更されている）に効果があるとして厚生省（現・厚生労働省）の承認を得ていた。これはアルカリイオン水の効果について、国からのお墨付きがあるということだ。

「水には健康に寄与する機能がある」

そう確信した私は一九八二（昭和五七）年に付加価値のある水を社会に提供することを目的に「株式会社日本トリム」を立ち上げた。以来三六年経つが、電解水素水整水器を製造・販売すると同時に、水の機能、電解水素水のもつ機能について二〇を超える大学・研究機関と協力して、水と健康の関係を科学的に追究してきた。

その端緒となったのは、一九九五（平成七）年から始まった臺灣《たいわん》大學との共同研究である。研究の結果、当社の電解水素水には、病気や老化の原因となる活性酸素を抑制する働きがあることが証明されたのだ。

また、その後の国内外の大学や研究機関との共同研究で、糖尿病など胃腸症状以外への効果も細胞・動物試験レベルで確認し、国内外の国際学術誌や学会で論文を発表してきた。現在では臨床試験も実施している。

現在、当社のみならず、世界中で「水」の健康への寄与に関する研究が精力的に実施されており、人間は誰でも水によって、より健康になりうることが解明されてきている。

「体にいい水『機能水』は存在する」

ただ、当社の電解水素水を飲んだからといって、病気にならないわけではない。また、医薬品ではないし、病気を治すためのものではない。しかし、病気のリスクを減らすことはできると私は考える。

おかげさまで当社は二〇〇四（平成一六）年に東証一部上場を果たし、売上高は一五二億円（二〇一七年三月期）を超えるまでに成長できた。整水器のシェアでは日本一だ。とはいえ、この三六年間の機能水を通した企業活動で痛感しているのは、医学界や医療業界は水の清浄化は意識しても、水の機能に対してはまだまだ関心が薄い、ということだ。

特に水に興味を持つ医師の方が非常に少ないと日々感じている。患者さんに直接触れ合う医師の皆さんがこの状態では、いつまでたっても世間一般に水の価値は認められない。

しかしながら私は、近い将来医師の皆さんが特定の水を勧めたり、処方したりする時代が必ず来ると確信している。なぜなら、それが人類の健康寿命の延伸に繋がるからだ。それにはまず皆さんに、水の価値とそのエビデンス（証拠）をぜひ知っていただきたい。

本書がその一助となれば、著者としてこれに勝る喜びはない。

日本トリムグループ 代表　森澤紳勝

二〇一八年五月

目次

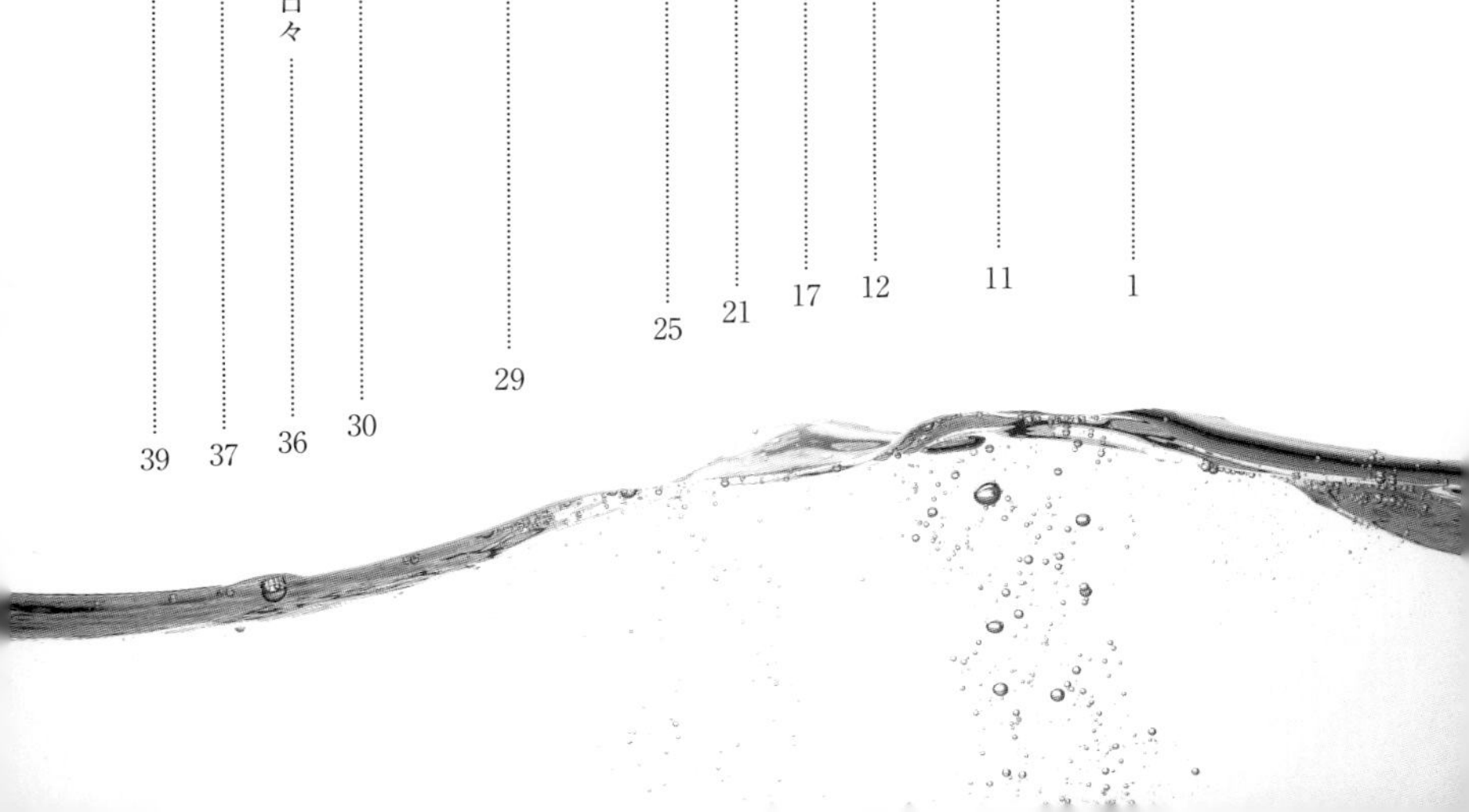

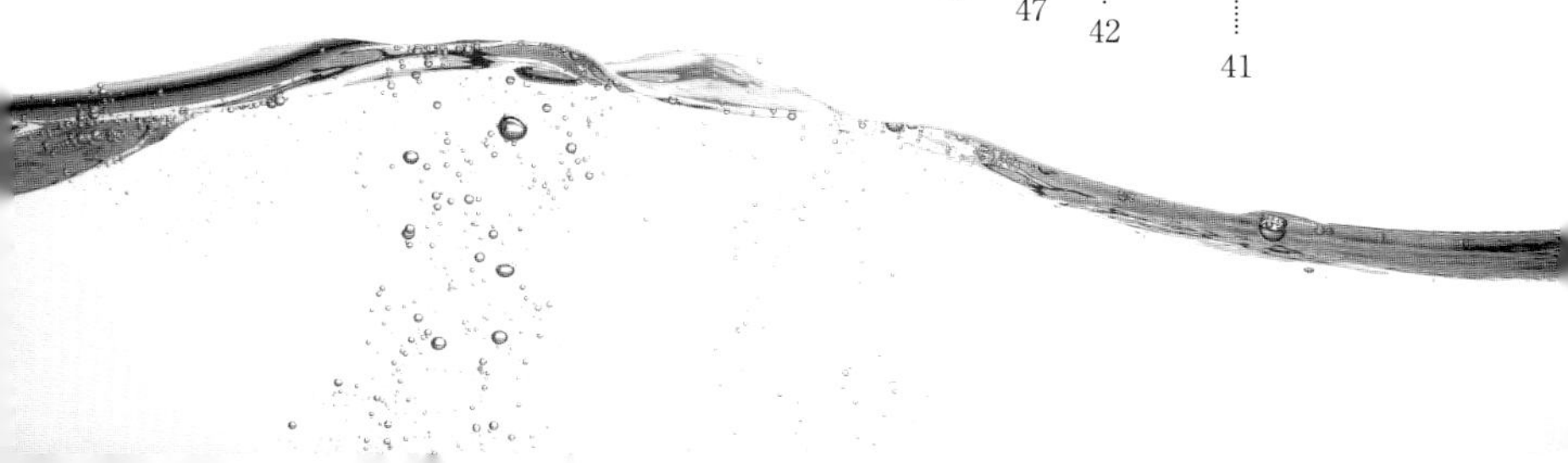

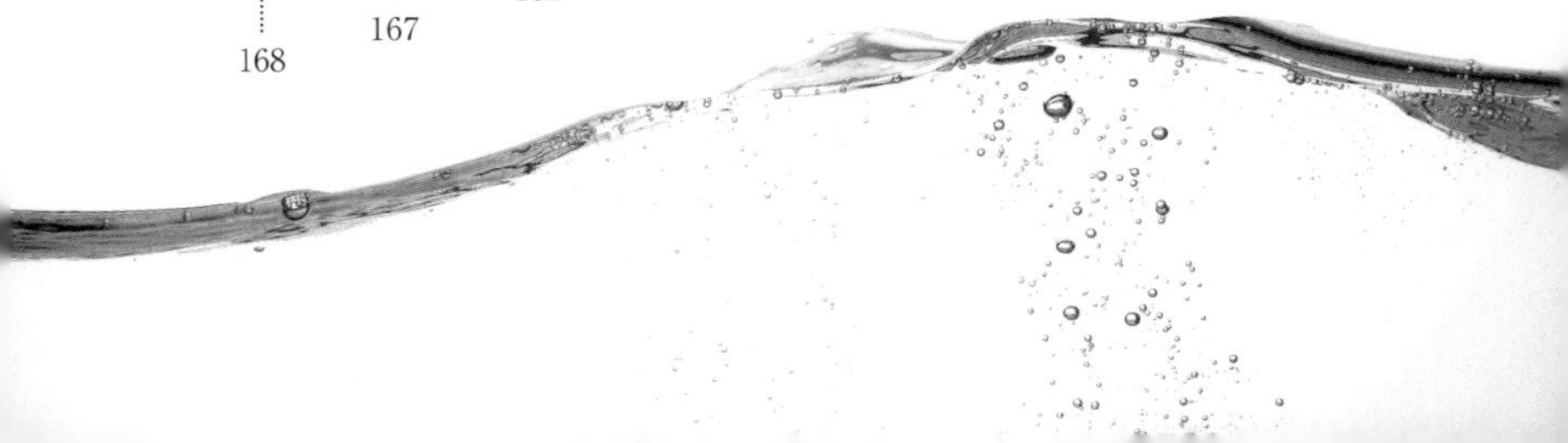

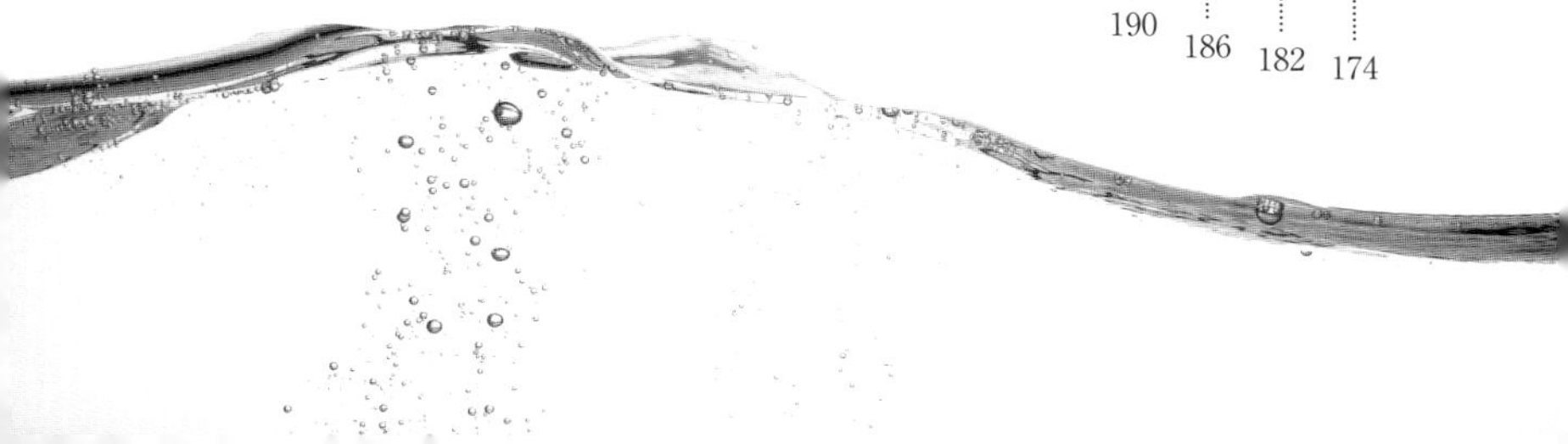

序章

今、注目される電解水素水

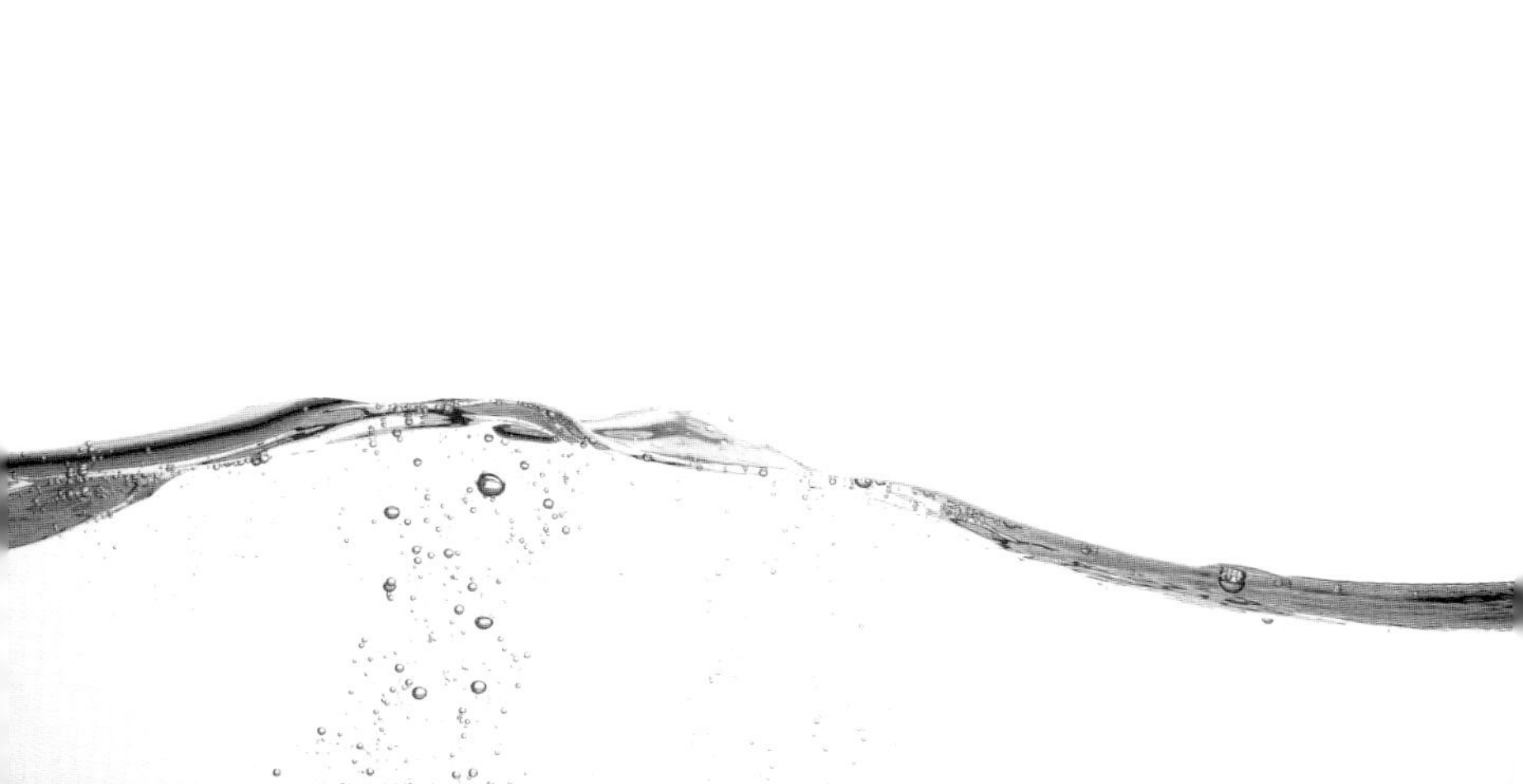

電解水素水と市販の水素水の違い

今、健康を気遣う人たちの間で水素水が注目を集めている。「健康産業新聞」の調査によると二〇一六（平成二八）年の水素商材の市場規模は前年比一一五％の三一六億円だ。調査した企業は、水素商材を扱う主要企業四七社。増収企業は四七社中三二社。そのうち八七％が二桁の伸びとなっている。

水素水とは水素分子を含んだ飲料水のことで、厚生労働省は一部の水素水に対して、胃もたれなど胃腸症状の改善効果を認めている。また、詳細は後に述べるが一九九五（平成七）年に臺灣大學と日本トリムの共同研究によって老化防止効果（抗酸化作用）があることが証明されたことなどもあり、注目を集めている。

ここで注意したいのは、水素水には二種類あるということだ。

一つはバブリング（＊2）で生成した水素水。こちらはペットボトルやパウチパックなどに入れられて販売されている。

もう一つは、水道の蛇口に整水器を繋ぐなどし、水道水を浄化（塩素などの不純物を除去）した後さらに電気分解することで作り出す電解水素水だ（図表序-1）。

バブリングした水素水は時間の経過と共に水素が抜けていく。したがって、バ

＊2　バブリング
物理的に水素ガスと水を混ぜること。

図表序-1　電気分解の仕組み

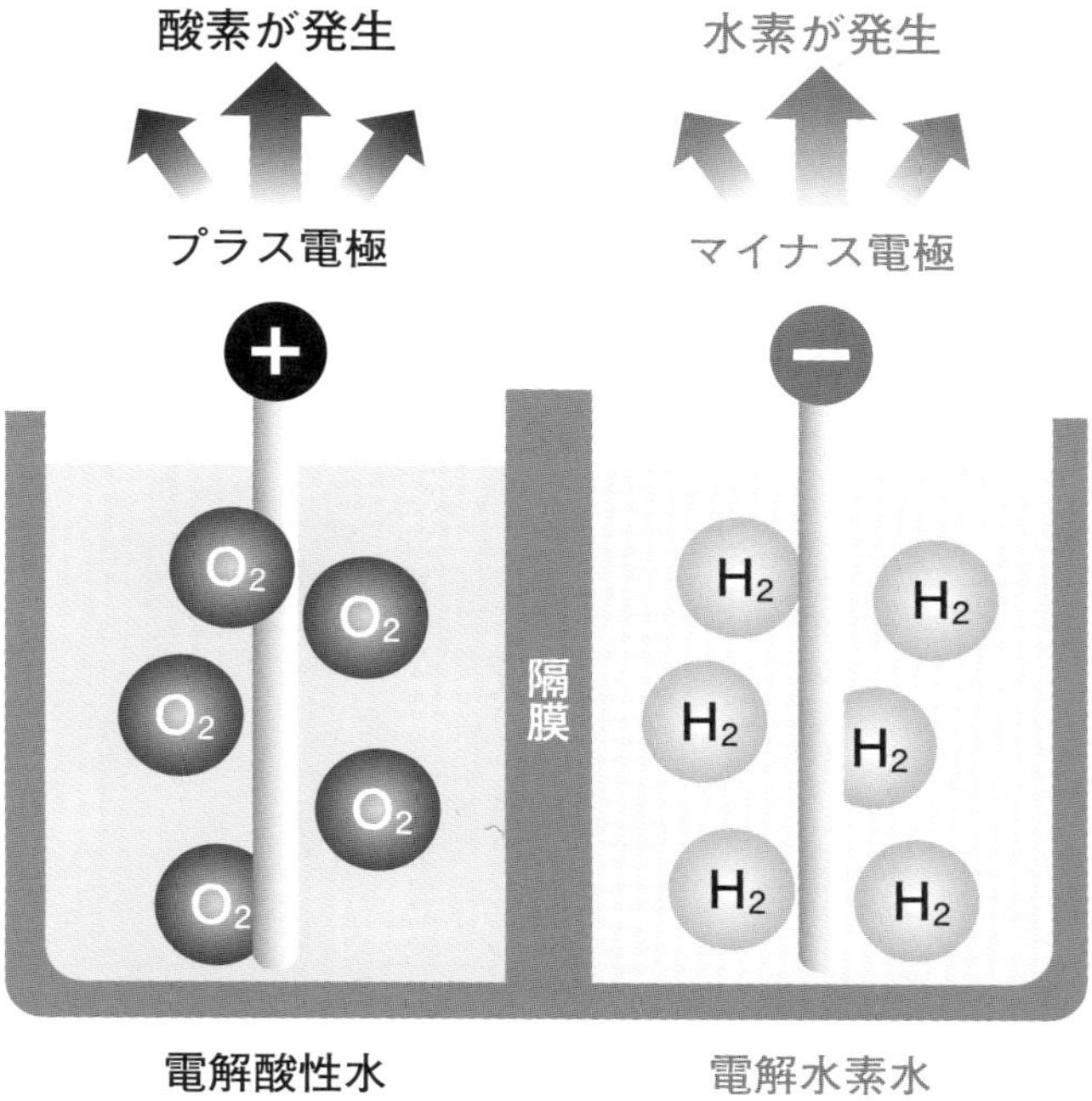

水を電気分解すると電極のプラス極側には酸素を含んだ酸性の水、マイナス極側には水素を含んだアルカリ性の水ができる。このマイナス極側に集まった水のことを電解水素水という。

ブリングで生成した水素水の水素濃度は購入した時にはすでに薄くなっている商品も多い。

その根拠の一つとして独立行政法人国民生活センターは、二〇一六年一二月一五日（二〇一七年一月二〇日更新）に次のような調査結果を公表している。

●調査対象

飲用水として販売されているペットボトルなど容器入り水素水一〇銘柄と、飲用の水素水を作る水素水生成器（電解水素水整水器）九銘柄、合計一九銘柄

●調査結果（一部抜粋）

「容器入り水素水」

・開封時の溶存水素濃度

パッケージの溶存水素濃度表示に「充塡《じゅうてん》時や出荷時」と記載のあった五銘柄のうち三銘柄が、表示値より測定値の方が低い濃度だった。また、パッケージに表示のない三銘柄のうち、ペットボトルの二銘柄では溶存水素（水素ガス）は検出されなかった。

・未開封のまま二〇℃で一カ月間保管
開封時に溶存水素が検出された容器入り八銘柄のすべてで溶存水素濃度がやや低下していた。
・開封後に蓋《ふた》を閉めて放置した場合
開封時に溶存水素が検出された容器入り八銘柄を調査したところ、溶存水素濃度が五時間後には三〇〜六〇％程度に、二四時間後には一〇％程度に低下した。

「水素水生成器（電解水素水整水器）」
水素水生成器で作った水をコップに移し替えると、一時間後に溶存水素濃度が約五〇〜六〇％に低下した。

このような調査結果からもわかるように、バブリングした水素水の溶存水素濃度は千差万別で、しかも開封や保管をすることで水素が抜けていく。また、「どのくらいの溶存水素濃度なら水素水と呼べるのか」という公的な定義はなく、トクホ（特定保健用食品）や機能性表示食品として許可された水素水も今のところ存在していない。

つまり、容器入り水素水のすべてが医療効果を謳えない、いわゆるサプリメント（補助食品）のような存在なのだ。

一方で後者の医療認可を取得した機器で生成された電解水素水は効果が認められており、医療効果を謳うことができる。また、飲む直前に作るので、ほとんど水素が抜けていない状態で体の中に入る。これは決定的な違いだ。

水素がしっかり溶存している状態の水素水を飲めば、それだけ水素水の効果を得やすいことになる。管理医療機器で生成された電解水素水の医療効果は、「胃腸症状の改善（胃もたれや胃の不快感を和らげる。胃腸の働きを助け、お通じを良好にする）」というものだ。

要するに健康のために水素水を飲むのなら、「作りたて」を「毎日」飲むことが大切だ。それには整水器で作った電解水素水が最適だろう。とにかく市販の水素水と電解水素水は決定的に違う、ということを忘れないでほしい。

さらに付け加えるなら、電解水素水は、たとえ水素が脱気した後でも抗酸化作用が持続することがわかってきた。詳細は終章で述べるが、九州大学農学研究院、東京大学大学院工学研究科、同大学政策ビジョン研究センターとの共同研究によって、電解水素水の細胞内活性酸素除去能力がバブリングした水素水の五倍、水素を除いても三倍（約六割の活性成分が残る）あることがわかったのだ。

水素を除いても、というのは不思議な話だが、これは電気分解によって増加する白金ナノコロイド（＊3）の影響ではないか、という仮説があり、それを基に現在も研究を続けている。

整水器が医療費削減に貢献

国が認めている電解水素水の医療効果は、今のところ「胃腸症状の改善」だ。しかし実際は、その他にも健康増進に寄与することがわかってきている。詳しくは第二章で説明するが、その最たる証拠が、日本トリムの社員の医療費が他社の社員よりも明らかに低いということだ。

全国健康保険協会（協会けんぽ）の加入者約三六三九万人と、日本トリム社員約四七〇人の月平均医療費（二〇一四年度）を比較したところ、日本トリムの社員のほうが三六・一％も低いことがわかった（図表序-2・序-3）。

協会けんぽ加入者の一人当たりの医療費は年間約一六万円だ（二〇一四年度　平均四四・三歳）。その六三・九％といえば、およそ一〇万二〇〇〇円（同年　平均

＊3　白金ナノコロイド
抗酸化作用があるとされ、健康食品や、化粧品成分として使われている。水を電気分解するための触媒の金属に白金はよく用いられ、電気分解の際に白金が粒子状に微量に溶出する。

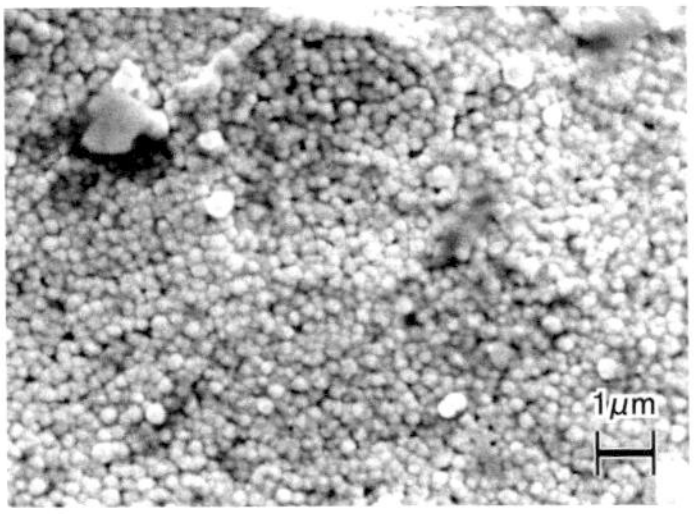

白金電極板の電子顕微鏡写真

三八・七歳)。この数字を小さく見る人はいないだろう。これは当社の平均年齢(三八・七歳)が全国平均(四四・三歳)より若いということもあるが、働き盛りの四〇代の社員だけの数字を比較しても、全国平均約一〇万八〇〇〇円に対して当社の社員は六万二六四〇円。日本トリムの取り組みが、いかに社員の健康に寄与しているかの証明と言える。

また、急速な高齢化が進み、医療費が四〇兆円を超えている日本政府としても、無視できない数字ではないだろうか。

では、なぜ日本トリムの社員の医療費は低いのか。健康を扱っている仕事のため、意識が高いということもあるが、私は社員全員が毎日欠かさず飲んでいる、電解水素水のおかげだと考えている。全社員が共通して行なっていることといえば、それしかないからだ。

社員にとって、自宅にも会社にも設置してある整水器から電解水素水を飲むことは、日常そのものだ。この毎日の積み重ねが、健康的な体作りに寄与し、医療費の削減に繋がっていると私は信じている。

社員が毎日元気に働けば、会社の生産効率は高い水準で安定する。したがって経営者としては、安定した企業活動を維持するためにも全社員の健康をバック

図表序-2　当社社員と全国の1人当たり月額医療費平均

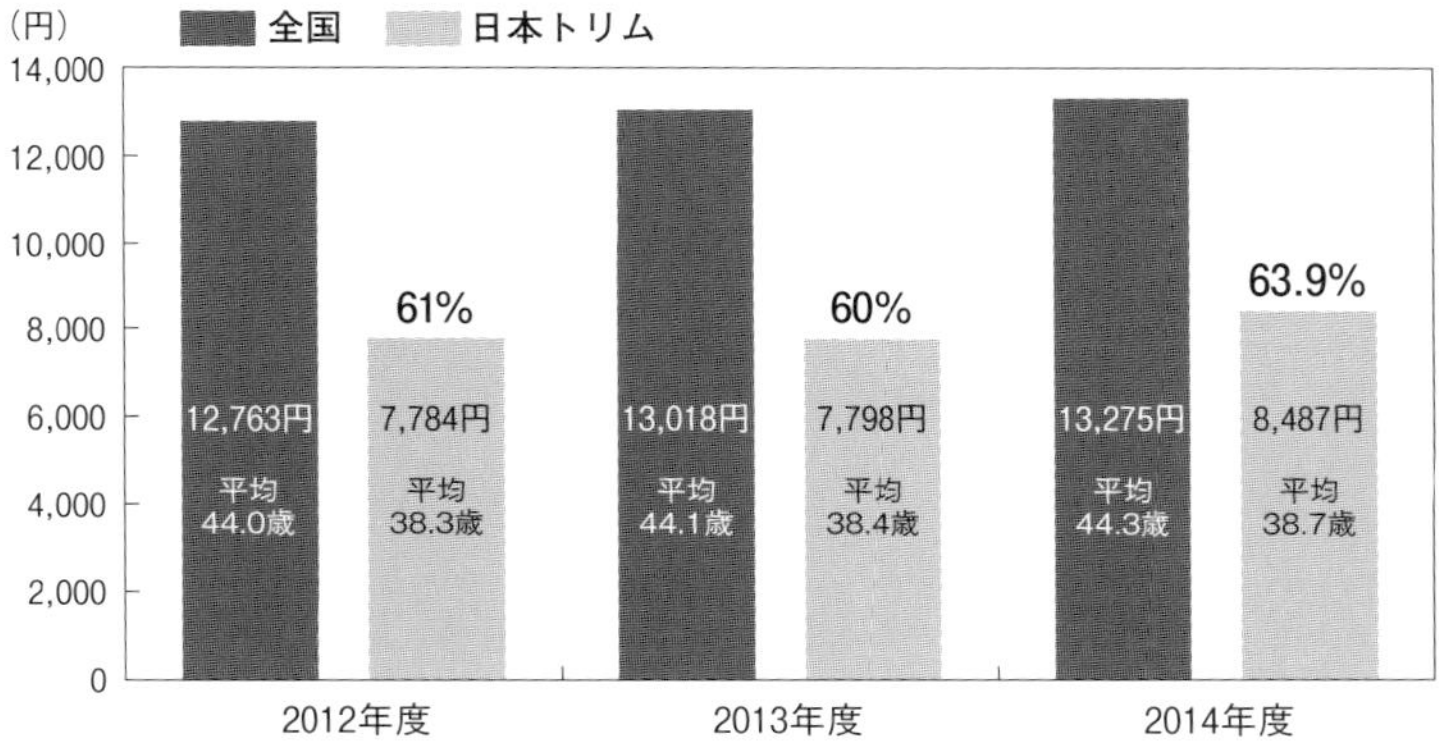

※協会けんぽ「事業所健康度診断」及び「事業所カルテ」より引用
※協会けんぽのデータを基に算出

図表序-3　年代別医療費の比較（2014年度）

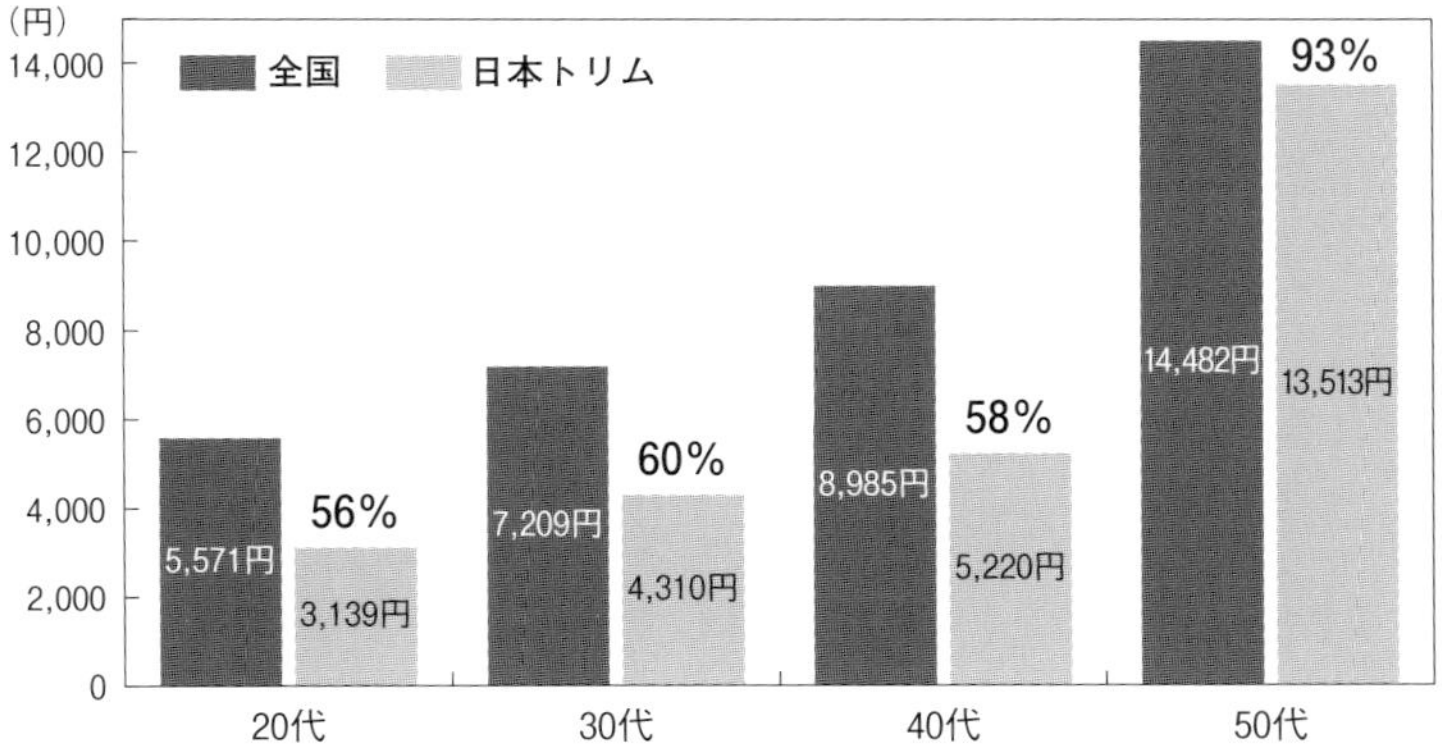

	全国	日本トリム	
	協会けんぽ	被保険者（従業員）	
	医療費／人	医療費／人	全国比
20〜29歳	5,571円	3,139円	⬇ 44%減
30〜39歳	7,209円	4,310円	⬇ 40%減
40〜49歳	8,985円	5,220円	⬇ 42%減
50〜59歳	14,482円	13,513円	⬇ 7%減

年度別だけではなく、年代別でも日本トリム社員の医療費は全国平均に比べ低くなっています。

全国平均と比較して

36.1%

医療費が少なかった

アップする必要がある。

このような経営者による社員への健康増進体制の構築を「健康経営」という。

日本トリムでは「健康経営」に積極的に取り組んでおり、経済産業省と日本健康会議が健康経営を実践している法人に与える「健康経営優良法人～ホワイト500～」に二〇一七（平成二九）年、二〇一八（平成三〇）年と二年連続で認定されている。

ちなみに、健康経営優良法人に認定された企業は日本トリム以外にも多く、前掲の協会けんぽの全国平均医療費は、それらの認定企業を含めた数字となっている。認定企業は、それぞれ独自の取り組みを行ない、一定の効果が認められた企業ばかりだ。それらが平均値を引き下げていて、なお、これほどの大差である。

さて、昨今はこの「健康経営」の考え方が、大企業だけではなく地方の比較的小規模な会社にまで浸透しているようだ。その一つの動きとして、個人だけではなく、日本トリムの医療費削減を知った全国のさまざまな企業から電解水素水整水器のオーダーが増えている。

透析に使用されるようになった「電解水素水」

日本トリムの整水器で作られる電解水素水は、当初は飲用目的として開発されたものであったが、現在では、我々の予想を超えた幅広い用途に、さまざまな場面で使用されている。

医療分野でいえば、外傷や皮膚疾患の患部を洗浄する洗浄水として用いられる他、血液透析の際に使用されるＲＯ水（Reverse Osmosis Water）などと、電解水素水を併用する治療法が広まりつつある。

血液透析というのはご存知の通り、慢性腎不全などで腎機能が衰えた患者さんが自力では血液中の毒素を除去できなくなるため、自身の腎臓の代わりをする機械に血液を送り込み、そこで毒素を除去してきれいになった血液を体内に戻すという治療である。

一般社団法人日本透析医学会統計調査委員会が毎年実施している統計調査「わが国の慢性透析療法の現況」によると、二〇一六年末現在、日本国内の透析人口は三二万九六〇九人となっており、一〇年前（二〇〇六年）に比べると約六万五〇〇〇人増加しているというから、現代人にとっては身近で、かつ深刻な病気の一つといえる。

一度透析治療を開始した患者さんは、基本的に生涯、週に二〜三回の血液透析を受け続けなければならない。もし治療を止めれば、除去しきれなかった毒素が血管を逆流して全身に回り、尿毒症やさまざまな合併症を発症し、間もなく死に至るといわれている。

しかし、この透析治療そのものが患者さんの体に負荷をかけるため、患者さんの予後は必ずしも楽観できるものではない。患者さんの中には治療開始から一〇年を経ずして動脈硬化などの血管合併症を発症し、この世を去るケースもある。

近年は医療機器の進歩により、治療中の患者さんにかかる負荷はずいぶん緩和されていると聞くが、それでも週に二〜三回の通院は患者さんの弱った心身を蝕《むしば》み、日常生活に厳しい制限が課せられる。

では、透析治療に電解水素水を使用することで、どのような効果が得られるのだろうか。

これについては、国内外の多くの臨床医や研究者の皆さんが、さまざまな研究を行なっている。

まず、透析患者に多く見られる血管合併症の原因については、ある程度明らかになってきた。透析治療の過程で血液がストレスを受け、血液中に多量の活性酸素が発生する。この活性酸素の影響で、血管に炎症を起こしやすくなることが原因の一つと考えられる。

しかし電解水素水を用いると、水中に溶存する分子状水素の持つ抗酸化作用の働きで、活性酸素の活動を抑制することができる。活性酸素の活動が抑制されれば、血管に炎症を起こしにくくなり、合併症の発症率も低下するのである。「電解水透析®」と名付けられたこの治療法は、すでに国内のいくつかの病院で導入されており、実際に治療を受けている透析患者の数も日に日に増えつつある（図表序‐4）。「電解水透析®」の詳しい原理については第三章で改めて解説するが、東北大学病院の中山昌明先生の研究によれば、五年間に及ぶ追跡調査の結果、透析治療に電解水素水を使用した透析患者は、血管合併症の発症率が四一％低下し、将来的な死亡率もそれだけ低くなるというデータが確認されている。

なお、電解によらず、バブリングによって水素を加えた水素水にもある程度の抗酸化作用が認められているが、電解水素水と比較するとその効果は短く、実用性は低いというデータもある。

図表序-4　従来の血液透析と「電解水透析®」の違い

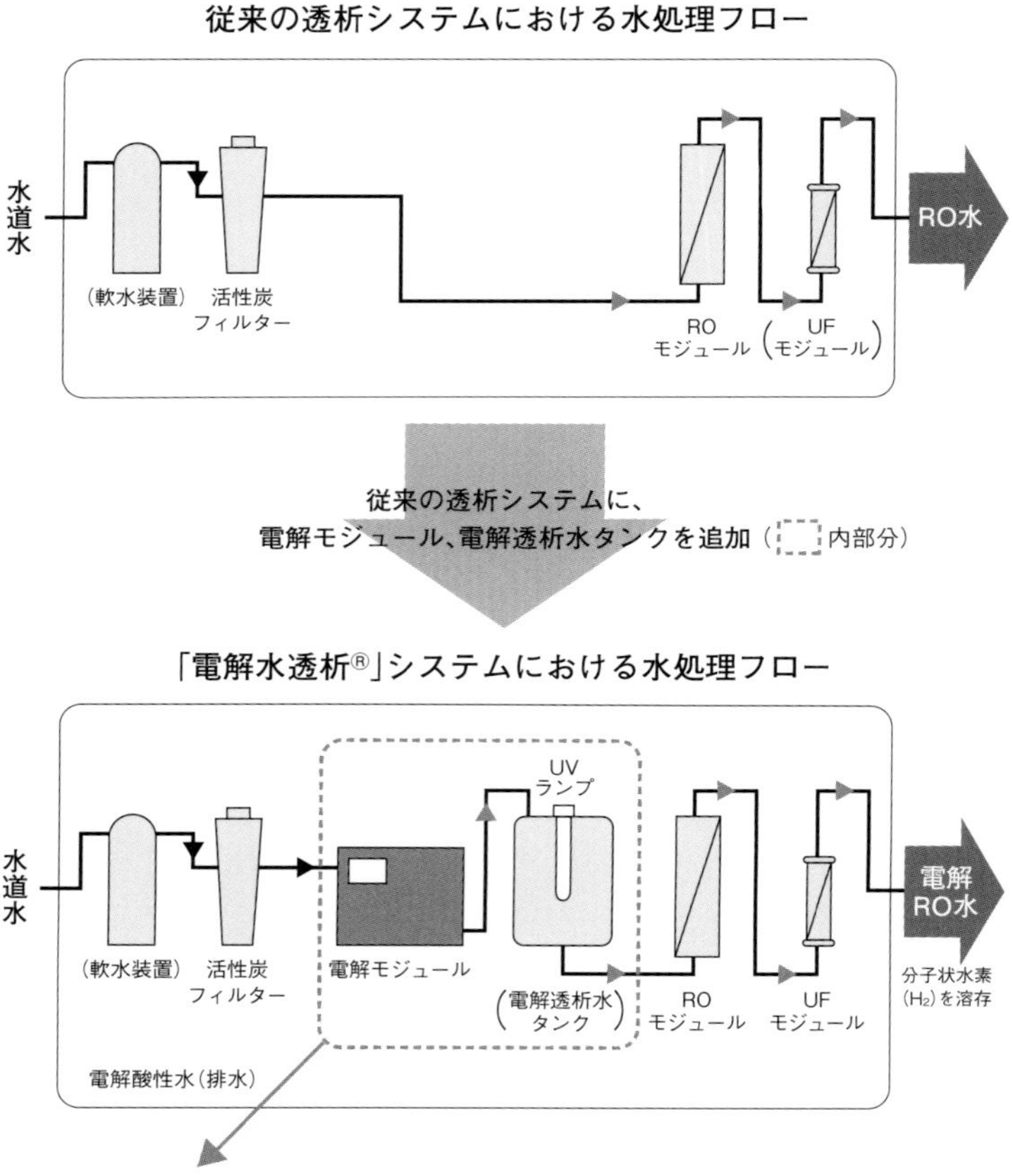

従来の透析と「電解水透析®」の違いは、「電解水透析®」では「電解RO水」を希釈水として使用している点にある。この「電解RO水」は、溶存水素を多量に含む「電解陰極水」をRO処理して作られる。これにより「電解水透析®」システムで生成される「電解RO水」やそれを用いて調製される「電解水透析液」には、一定の分子状水素が溶存するという特性がある。

こうした研究成果を受けて、新たに東北大学と我々日本トリムは「慢性腎臓病透析治療共同研究部門」を立ち上げ、二〇一六年一〇月一日～二〇一九年九月三〇日まで三年間の予定で、共同研究を進めている。

電解水素水が起こした農業革命

人間が飲んで健康になれる水なら、その効果は何も人間だけに限ったものではないはずだ――という発想が生まれてくるのはごく自然な流れだろう。

電解水素水についても、人間以外の動植物に用いた場合、どのような効果が得られるかについては、比較的早い段階から研究が進められてきた。そもそも、医療用として実用化する以前には、マウスやラットなどさまざまな動物実験が繰り返されており、間接的にその安全性や効果については確かめられてきている。

また、ウシやウマなど大型の家畜に対し、電解水素水を与えるとどのような効果が得られるかが最新の研究で明らかになりつつある。詳しくは、第五章で紹介していきたい。

その一方で、農作物などの植物に対する電解水素水の効果は、「農業革命」ともいうべき目覚ましい成果を上げつつある。電解水素水の農業利用については北海道大学との共同研究や、熊本県の森口農園などで試験的に導入されていたのだが、本格的・大々的な事業として取り組むことになったのは、高知県南国市で現在進行中の、「還元野菜プロジェクト」である。

「還元野菜」というのは、当社でブランド化を計画している電解水素水で栽培された野菜だが、これは通常の野菜とどこが違うのか。

第一に、生育スピードが速い。最初に青ネギを使って試験したところ、隣の畑の通常の水道水栽培のものと、電解水素水を用いた畑のものでは、生育スピードの差が歴然としていたという。生育が速ければ、それだけ出荷可能となるまでの栽培期間が短くてすむのである。

第二に、収量が増える。青ネギでは出荷重量で通常の二六％増、コマツナは三二％増。スイカやメロンは、見た目だけで中身がスカスカなものではなく、果肉が詰まってずっしりと重い。ホウレンソウなどの葉物野菜も、葉が長く肉厚である。

第三に、栄養価が高い。βカロテン（＊4）やビタミンCといった栄養素の含有量が、水道水で栽培した通常の野菜よりも軒並み高いことがわかった。さらにＤＰＰＨ法で測定したところ、抗酸化活性（ＤＰＰＨラジカル消去活性）も高いた

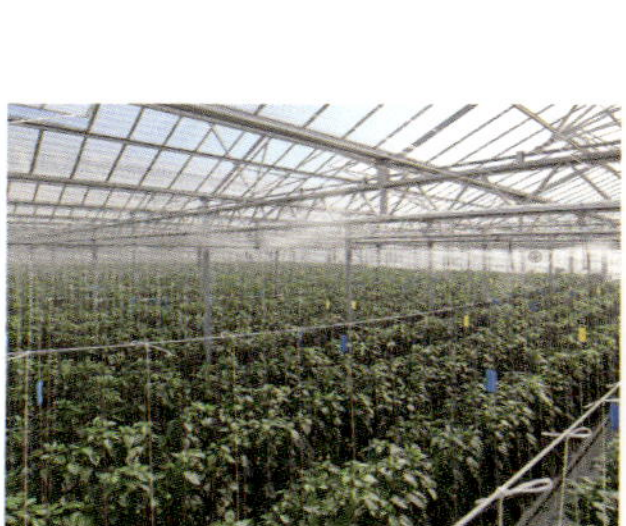

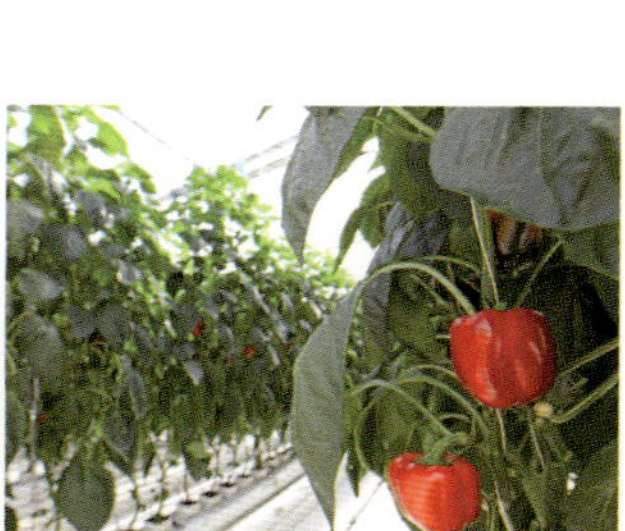

「還元野菜」
株式会社南国スタイルの農園では電解水素水で野菜が栽培されている。

め、体に良い高品質の野菜となっている。
そして第四に、化学肥料の使用量が少ない。これは生産コストの低減によって、生産農家の経営の健全化に寄与するのはもちろん、最終的には市場の販売価格にも反映されて、消費者にとっても良い野菜を適正な価格で買えるというメリットに繋がる。また、高知大学の石川勝美先生によれば、化学肥料の多用によって衰えた土の力を回復させる効果もあるという。

詳細については第四章で改めて述べることになるが、日本トリムは、二〇一五（平成二七）年七月に高知県・南国市・高知大学・ＪＡ南国市との五者間で産・学・官の連携協定を結び、「還元野菜プロジェクト」などを中心とする高知県の農業改革に、協力させていただいている。高知大学農学部（現・農林海洋科学部）では共同研究を実施、ＪＡ南国市の子会社である株式会社南国スタイルと共に農業用の「還元野菜整水器」を開発してきた。

還元野菜のブランド化にせよ、高知県の農業改革にせよ、まだ端緒についたばかりであり、具体的な成果が上がるまでには今しばらくの時間が必要であろう。しかし、関わっている専門家はいずれも自信を持ち、当事者たちは皆信念を持ってこの仕事に取り組んでいる。そう遠くない未来、全国津々浦々の食卓に還元野

＊4　βカロテン
植物に存在する赤橙色素の一つ。ニンジン、カボチャ、パプリカなど黄色の濃い野菜や、ホウレンソウ、コマツナ、春菊など緑色の濃い葉物野菜に多く含まれている。

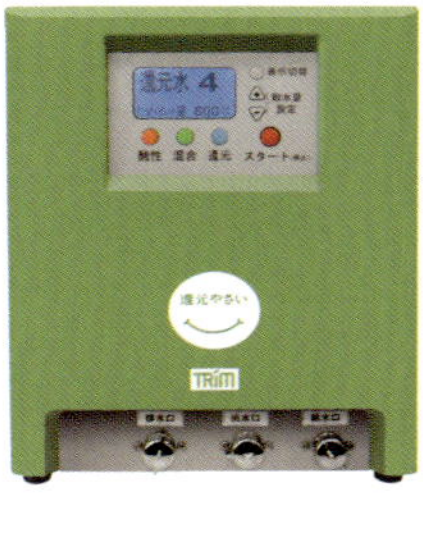

「還元野菜整水器（ＡＧ－30）」
還元野菜整水器は水道水や地下水を電気分解し、植物への散布や灌水（かんすい）により、抗酸化成分の増加や農作物の増収が期待できる電解水素水を生成する農業用整水器。

菜が並び、また、全国の生産農家がこぞって電解水素水を用いた農業改革に取り組む日が来るに違いない——そう私は確信している。

このように電解水素水は現在飲用のみならず、実際に医療費削減や血液透析・農業に活用されており、さまざまな分野で結果を出している。

しかしながら、現時点では電解水素水の価値がまだ世間一般には十分に認識されていないのが残念だ。

我々日本トリムの使命は、電解水素水によって一人でも多くの方に快適で健康な生活を送ってもらえるよう、普及活動を行なっていくことだ。

この水には世界を変える力がある。

私には使命がある。

日本初の技術を世界に……。

第一章

東南アジアでは水が売れるのに、なぜ日本では売れないのか？

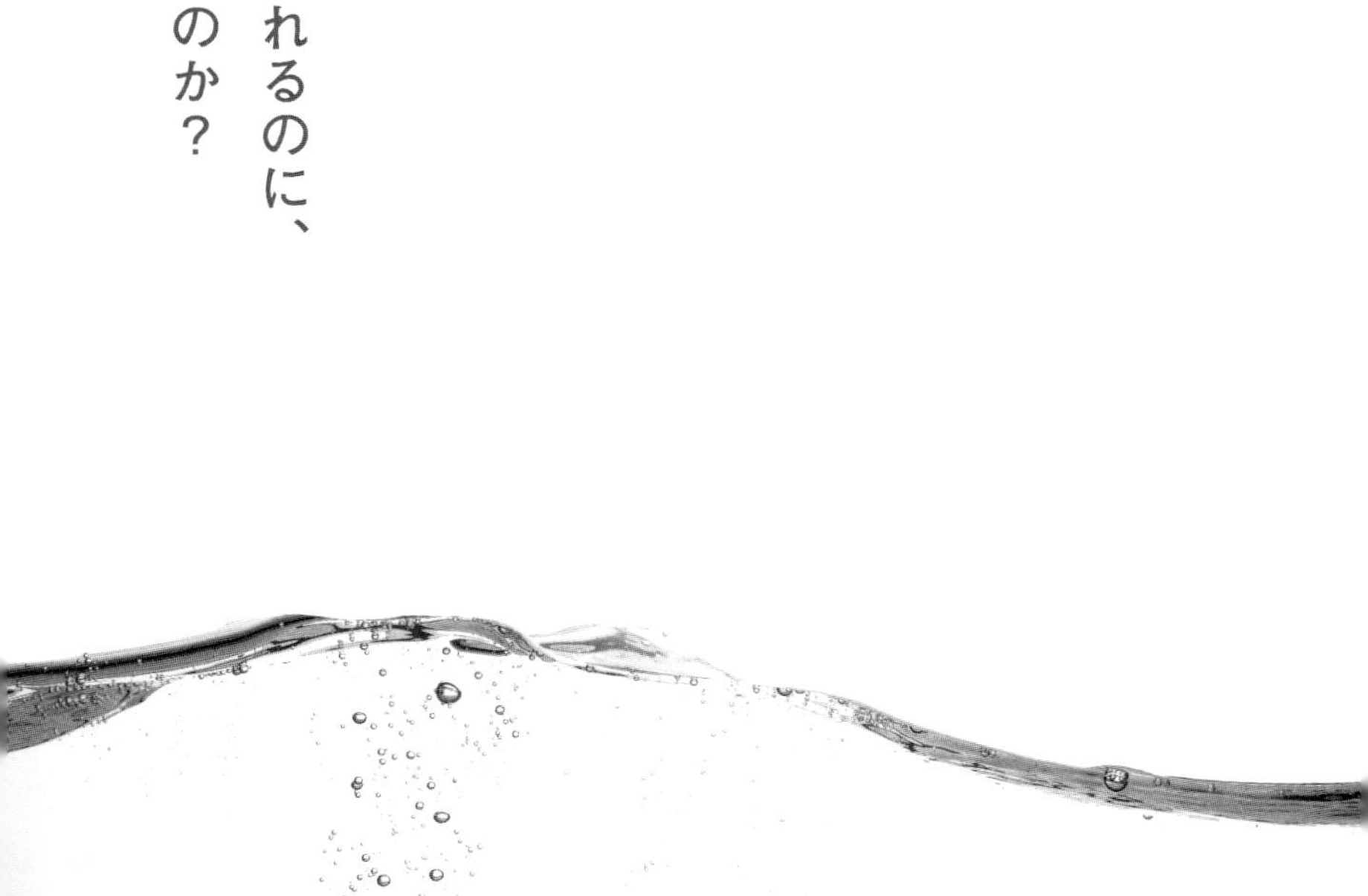

健康関連機器メーカーからの独立

私は社会人になってからずっと「水」一筋だったかと言えば、そうではない。大学を卒業して最初に就職したのは不動産会社だった。その理由は明快で、入社した会社が地元高知県でいちばん大きな企業グループだったからだ。不動産会社を中心に、建設会社、輸送会社、砕石会社、消費者金融、パチンコ店などいろいろな事業を展開しており、当時は県下でいちばん安定していると思えたので、この会社に入社した。

その会社で最初に担当したのは広報だ。不動産会社だから、新聞広告を毎週出すのだが、これに加えてテレビコマーシャルの制作などにも携わった。

業務はこうした宣伝活動に留まらず、マーケティング調査にも及んだ。ある年などは、一人で高知市内のアパート・マンションを一軒残らずすべて訪問し、どの地域にどの程度の広さで、どのくらいの金額の一戸建てなら購入したいのかを調査して回ったこともある。

その後、勤務先の会社がある大手ハウスメーカーとフランチャイズ契約を結び、そこの住宅を販売するようになり、私は建売住宅の営業にも携わった。

最初に売った家は四〇〇万円くらいだったと思う。一九六〇年代後半のことだから、相場よりもかなり高かったはずだ。

その家の建築工事を私も手伝っていたのだが、八月のある暑い日のことだった。上半身ランニング一枚で、材木などの建築部材を運んでいた際に、おがくずやら接着剤の成分がやたらと目に入り、とても沁《し》みたのだ。

その日の仕事が終わっても目が痛くて痛くて仕方がない。そこですぐにプールに飛び込んだ。勤めていた不動産会社はプールも経営していたのだ。

プールへ行き、バサーッと飛び込んで、さっぱりして家へ帰ったのだが、晩酌をして翌朝起きたらびっくりした。目が真っ赤で血が滴り落ちそうな状態だったのだ。しかも視界がぼやけて全然見えない。二・〇あった視力が〇・一もないような状況だった。

そもそも工事現場で目を傷めた上に、当時のものすごく塩素濃度が高いプールに入ってしまったことが原因だったと思う。

家内も驚いて、すぐに町の開業医へ連れていってくれたのだが、診断はぶどう膜炎（＊5）ということだった。ステロイド（＊6）をどんどん投与しないと治りませんよ、と言われ、そこでステロイドを大量に服用し、今度はムーンフェイス

＊5　ぶどう膜炎
目の中に炎症を起こす病気の総称。症状としては、かすむ、まぶしく感じるなどが多く、目が赤くなる、目が痛い、ものがゆがんで見える、虫が飛んでいるように見える飛蚊症（ひぶんしょう）などがある。

＊6　ステロイド
副腎から作られる副腎皮質（ふくじんひしつ）ホルモンの一つで、薬として使用すると、体の中の炎症を抑えたり、体の免疫力を抑制したりする作用がある。副作用も多いことで知られ、注意が必要な薬品。

（＊7）になってしまった。顔が腫れ上がって黒いブツブツができ、髪の毛が抜ける……。

結局、眼底の色素が剝がれて三カ月くらい入院することとなってしまった。この剝がれが五〇年経った今も治らず、二カ月に一回は眼科へ通院しなければならない体となってしまった。

退院して会社へ復帰した後も、週に何回も通院しなければならず、仕事は以前のように無理がきかない。社長からはいつの間にか「あいつは使えない」というレッテルを貼られるようになってしまった。

今思えば完全な労働災害だったが、当時の状況では泣き寝入りするしかなかった。目を悪くしてからも二年間は頑張ったが、二七歳で「もう先はないな」と感じ、転職する決心をした。そこで思い付いたのが、医療関係への転進だった。目を悪くすることで医療業界に強い興味を持ったからである。

県内にある医療関連会社で社員を募集しているところを探すと、ちょうど一社だけあったのでそこに就職することにした。

その会社は、肩こりや腰痛などに効く一〇万円程度の低周波治療器をメインに製造するメーカーだった。

＊7　ムーンフェイス
ステロイドの長期間大量使用などにより満月のように腫れた顔面のことをいう。

ここで私は再び広報・宣伝を担当するのだが、二七歳で入社して以来、社長にはずいぶんとかわいがってもらった。三〇歳の時には総合企画部長という役職まで いただいた。ところが、ある日突然、「大阪支社長になってくれ」と転勤の辞令を言い渡された。

本社から大阪支店への転出は、左遷には違いなかったが、心機一転、頑張ろうと意気込んで大阪の事務所へ出勤した。ところが南方にあった当時の大阪支社は本当に汚い事務所で、私以外のスタッフは、六〇歳近い事務の女性と年配の営業担当の男性だけ。会社に資金がなかったので、引っ越し先のアパートの敷金を自分で立て替えなければならず、仕方なく借金をして支払ったことを記憶している。

こうした状況から脱却するために新しい販売方法を編み出し、正月二日からその年のお盆まで休まず仕事をした。

それまでは、まず田舎のおばあさんやおじいさんに商品を仕入れてもらい、知人や友人に販売する。商品を買ってくれた人は同じように商品を仕入れまた別の人に商品を販売する、という卸し方による販売方法で、これを「普及員制度」と名付けて販売していた。

しかし、このような特殊な卸し方だけでは成長はない、と考えていた私は、当時、小泉産業へ三カ月間通って代理店として販売をしてもらえるようにするなど、走り回って営業をしたが、抜本的な解決策にはならなかった。

そこで社長に直売をやりましょうと進言し、新しい販売方法を試したところ、これが大当たりした。

当時としては画期的な販売方法で、全国のジャスコやニチイ（共に現・イオン）、平和堂など集客力のある大手スーパーのエスカレーター前など空いたスペースを二坪借り、「無料で三週間だけ治療器が使い放題ですよ。最後に良かったら買ってください」とスーパーの買物客の皆さんに、治療器を毎日試してもらったのである。

当時の大手スーパーは、月の平均売上が坪当たり一〇万円から一五万円だったと記憶しているが、その中で我々は、その二〇倍三〇倍を超える二〇〇万円から三〇〇万円を売り上げた。いちばん売れた三重県松阪市のジャスコなどでは、月に八〇〇万円にもなったこともあった。各スーパーの店長の皆さんが、我々を支店間で取り合うほどだった。

この方法で会社にかなり貢献したことにより、三二歳で常務取締役・営業本部長に昇進したが、相変わらず会社には現金がなかった。同族会社の悪い面が表面化していた状況で、そのことは社員全員が知っていたが、誰も社長に進言することができなかったのだ。

私は大阪へ転勤になった頃からそのことが気になっており、いつまでも勤める会社ではない、とは思っていた。この気持ちにさらに追い打ちをかけたのが、常務になってから販売方法で社長と対立したことだ。

これまでの実績を根拠に、私は役員会で「直売を中心にやりましょう」と強く提案したのだが、社長は「いや、うちはメーカーやから直売はせんのよ。卸だけや」と、これまでの販売方法を変えようとしなかった。

今で言うネットワークビジネスのような卸し方では利益率も決して高くない。自社に製品を売る力がないのに、代理店に「この製品は売れますよ」と言っても説得力はない。そのため、社長に、「直売会社を作りたいので販売代理店をさせてください！」とお願いし、三七歳で会社を辞めて直売会社を立ち上げたのである。

退職する際は、私一人だけで退職した。

後に、退職するときに優秀な人材を引き抜いて辞めていったと揶揄《やゆ》されたことがあったが、それは大きな間違いである。私が退職して一年後に、この会社は倒産してしまうが、その時に、元の同僚や部下から依頼されて雇い入れたことがあっただけである。私が退職する際には、誰一人、引き抜きをするなど会社に迷惑をかけることなく円満退職した。

「日本で水が売れるわけがない」とバカにされ続けた日々

販売代理店として起業した頃、ちょうど辞めたばかりの会社が整水器の製造も開始したので、新会社でもこの商品を扱うことにした。

とはいえ、当時の日本は現在と違い、水を商うビジネスなど誰も考えていない時代である。周囲からは随分《ずいぶん》と反対された。

しかし、私には売れるという確信があった。

起業の前に東南アジアや中国を旅行しており、そこでは水が当たり前のように売れていたからだ。当時、これらの国々では日本よりも生活水準が低いにも拘《かか》わらず、水が販売されていることに大きなショックを受けた。やがて日本にもこのような時代が来るという、確信めいたものがあったからだ。

地球上の生命は、水が存在したからこそ生まれ、その存続も、進化も、水があったからこそなされてきた。そして、人間の体の約七〇％もまた水だ。健康には極めて重要なものに違いない。それ故、体に良い水の探求は、企業としても、社会的に大変意義があることだと考えたのだ。

親戚、友人、知人など周囲の人に「会社をつくって水を売る」と言ったらずいぶんとバカにされた。

「蛇口をひねったらタダで飲めるものに金なんか払うか」と。

さらにある親戚からは、「日本トリムいうて、お前またバカみたいにでかい名前つけたな」と会社名にまでいろいろ言われた。これは母親も聞いていたので、かなり心配していたのではないかと思う。

自社商品「トリムイオンTI-100」の誕生

私は周囲の反対にもめげず、一九八二（昭和五七）年に日本トリムを立ち上げて、前勤務先の健康関連機器メーカーの整水器を売ることにした。ところがその六カ月後によくわからない理由で、商品の供給を止められることになってしまった。

突然「もう森澤のところには商品を卸さない」ということになったのだ。理由は未だにはっきりしていない。あくまで私の予想だが、要するに自社を飛び出した元社員が成功するのは面白くない、ということだった。

とにかく、どんな理由で止められたにしても販売会社が売るものがなくなってしまえば、倒産するしかない。ただでさえ起業したばかりでジリ貧なのに、もうお先真っ暗だ。

「こうなったら自社で作るしかない」。そう決断し一九八三（昭和五八）年に自社開発したのが、「トリムイオンTI－100」だ。

TI－100は売れた。自社商品ということで、社員がこれまで以上に気合を入れて販売してくれたということもあったが、何より販売方法を変えたのが大きかった。

それまでは飛び込み営業一本やりだったのだが、この方法だと営業担当一人ひとりの販売台数に限界がある。何かもう一つ別の方法を考えないとダメだなと思っていたのだ。

そこで特殊な代理店制度を立ち上げた。

まず、法人関係の人脈の広い人を見つけ、商品の価値を納得してもらう。そして、その人に代理店となってもらい、知り合いの会社で商品の説明会ができるようにセッティングしてもらうのだ。代理店の役目はここまで。我々はコミッションを支払い、説明会を行なう。

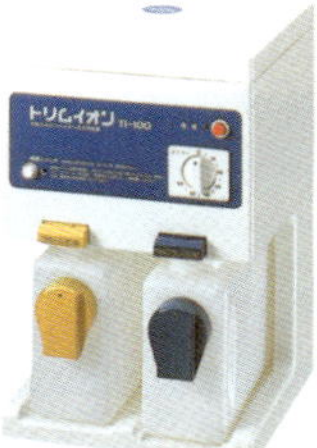

「トリムイオンTI－100」
一九八三（昭和五八）年に製造。厚生省製造承認を得たのちに発売。

飛び込み営業では、なかなかこの説明会が開催できなかった。しかし、人脈のある人が間に入ると、すんなり実施することができたのだった。

新製品とこの営業方法で、二年目から徐々に売上が伸びていった。一年目はどんなに頑張っても月に三〇台が限界だったのに、二年目に入ると、あっという間に一〇〇台、二〇〇台と販売台数は急増。

そして三年目頃からさらに急激に売れだし、発売から五年後（一九八八年）に後継機種（ＴＩ－２００）が登場するまでに、累計販売台数が数万台に達した。

「体調が良くなった」というお客様の声

その時すでに、ＴＩ－１００は胃酸過多・消化不良・慢性下痢・制酸・胃腸内異常発酵に効果があるということで、厚生省から胃腸症状の改善効果があるという認可を取っていた。

さらにその頃から「血圧が下がった」、「糖尿病が改善した」など、さまざまな病気が良くなったというお客様の声を営業担当者が報告として上げてくるようになってきたのである。

そもそも私は「水には健康に寄与する機能がある」という確信もあり、起業を決断した。この信念を貫いてきた結果が販売台数という目に見える形で現れ、多くのお客様から疾病に効果があったというお声が届くようになったのである。

こうした声を受けて、「この水には何か特別な機能がある」、そして、「誰もが水を買う時代が必ず来る」という確信をさらに強いものにした。そして私たちはこの水の効果の真実についての研究に取り組むことになる。

第二章

水に価値がついた日

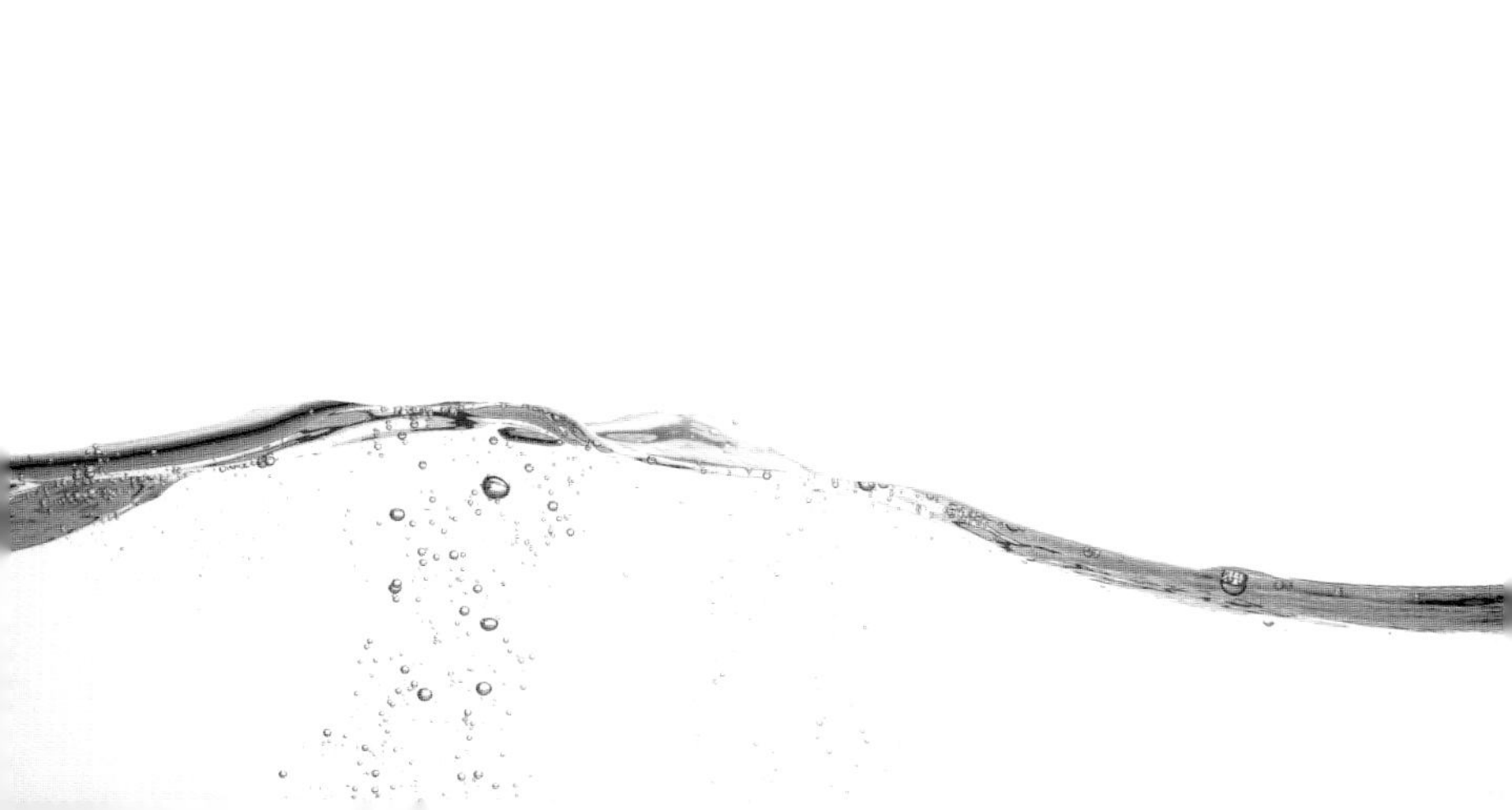

なぜ、日本トリムの社員の医療費は他社よりも低いのか？

我々が提供する電解水素水は体に良い、という何よりの証拠が身近にある。それは、前出のように、日本トリムの社員の医療費が、協会けんぽ加入者の全国平均よりも明らかに低いということだ。

協会けんぽに加入する一七五万事業所、約三六三九万人と日本トリム社員約四七〇人の月平均医療費（二〇一四年度）を比較したところ、日本トリムの社員のほうが三六・一％も低かった。

私たちの社員の平均年齢が全国平均よりも若いから、という見方をする人もいるが、図表序-3を見ればわかるように、年代別で比較してもすべて低いという結果が出ている。

三六・一％というのは誤差の範囲ではない衝撃的な数字だ。私自身もこの結果には驚いた。

もちろん、私たちが勝手に算出した数字ではなく、協会けんぽが出した結果に基づいており、信頼性は高い。

なぜここまで医療費を低くできたのか。確かに一人ひとりの社員が、電解水素水という商材を通じて健康に携わる仕事をしているので、自身の体に対する意識は高い。だからといって、特別なことをしなければ三割以上も医療費が低くなることはないだろう。

しかし、社員全員が毎日欠かさずトレーニングをしたり、高価なサプリを飲んだりしているわけではない。

全員が間違いなくしているのは、電解水素水を毎日飲んでいることだけだ。日本トリムのすべての事業所には必ず電解水素水整水器が設置してある。そして、ほとんどの社員の自宅にも整水器が設置してあるはずだ。

だから、社員にとって電解水素水は日常生活にあって当たり前のものであり、私が見ている前でも普通に飲んでいる。

他社よりも医療費が低い理由は、これくらいしか思い付かない。

とはいえ社員からは、入社して急激に病気にならなくなった、という声は届いていない。それはそうだろう。健康な状態で入社しているのだから。

しかし、明らかに二日酔いにならなくなった、という話はよく聞く。電解水素水は利尿作用があるので、普段から飲んでいると飲酒後のアルコールの排出スピードが速くなる。また、二日酔いというのは、毒性の強いアセトアルデヒド（＊8）という物質が過剰に出ている状態で、それが脳に届くと炎症を起こして頭痛がする。そこでお酒を飲んだ後に電解水素水を多めに摂取すると、活性酸素をある程度除去してくれるので、次の日の朝がずいぶんと楽になる、というわけだ。

この二日酔いに対する水素の効果に関しては、二〇一六（平成二八）年六月二四日に広島県立大学と三重大学の研究グループが、興味深い論文（「The hydrogen-storing microporous silica 'Microcluster' reduces acetaldehyde contained in a distilled spirit」広島県立大学生命環境学部生命科学科准教授 斉藤靖和先生、三重大学生命科学研究支援センター助教 加藤信哉先生共著・当時）を公表している。

同グループの実験では、醸造工程の中で約三〇ppm（＊9）のアセトアルデヒドを含む市販の焼酎を入れた試験管と五〇ppmのアセトアルデヒドを溶かした試験管を用意し、それぞれに微量の水素を加えた。

その結果、焼酎を入れた試験管のアセトアルデヒド濃度は二〇分で、五〇ppmのアセトアルデヒドを溶かした試験管は一二〇分でアセトアルデヒドの濃度がほぼゼロになり、その後一八時間その濃度は上昇しなかった。

一方で、五〇ppmのアセトアルデヒドを溶かした試験管を別に用意し、水素を加

＊8　アセトアルデヒド
人体ではエタノールの酸化によって生成される。発がん性をもち、一般に二日酔いの原因であり、たばこの依存性を高めている。

＊9　ppm
百万分の一を表す割合の単位で、濃度や含有率を示す容量比、重量比のこと。

えずに一八時間後の濃度を測定したところ、アセトアルデヒド濃度に変化はなかった。これは水素のアセトアルデヒドへの解毒効果を示しているといえる。

また、そもそも水分不足は、便秘、めまい、倦怠感《けんたい》、痛風、歯周病といった症状や病気を招く。その対策としても、職場でいつでもおいしい電解水素水が飲めるということは有効だろう。

社員が健康であるということは、会社にとっても非常に重要なことだ。なぜなら、会社の労働生産性が上がり、医療費の削減によって会社・社員の負担が減る。つまり、利益が上がる経営基盤が構築しやすくなるからだ。

社員が出社はするものの、体調が悪くて生産性が上がらず、業務効率が悪化することを「プレゼンティーズム（＊10）」という。例えば、胃もたれ、胃痛、食欲不振、二日酔い、便秘などで、「会社を休むほどの状態ではないが、どうも仕事に集中できない」という状態だ。

このプレゼンティーズムは経営上決して軽視できるものではない。欧米の大学と国際機関が行なっている研究によると、職場にかかる医療費に対して生産性の損失は三倍にも及び、これは日本も欧米と同等であることが示されている。ま

＊10　プレゼンティーズム
日々の生産性の損失のこと。

た、産業医のショーン・サリバン博士がアメリカのダウ・ケミカル社（従業員約五万四〇〇〇人）に対して行なった調査によると、プレゼンティーズム対策を行なえば、投資額の三倍のリターンが得られる、という研究結果もあるほどだ。「社員が健康でなければ、企業は適切な利益を出すことができない。健康な社員は会社の資産」。この考えを基に経営者が社員の健康増進を戦略的に実践することを、「健康経営」というと序章でも述べた。

日本トリムも健康経営に取り組んでおり、各事業所での整水器の設置をはじめ、労務管理の徹底、営業車すべての禁煙化、リフレッシュルームの活用、協会けんぽからの事業所健康診断カルテ（＊11）の情報収集などを行なっている。

このような取り組みが認められ、当社は「健康経営優良法人～ホワイト500～」に二年連続（二〇一七年、二〇一八年）で認定されている。これからもより一層、職場環境の改善や業務の効率化などを図ることで、社員の労働負担の軽減を推進していく予定だ。また、これらの施策は社員一人ひとりの健康意識の向上にも繋がっている。

日本トリムは医療費が全国平均よりも三六・一％も低い、健康経営優良法人に

＊11　事業所健康診断カルテ
健診結果データを基に、健診受診率や生活習慣病のリスク保有率を協会けんぽがわかりやすく示したもの。

も認定されている、このようなことを聞きつけて、現在、全国のさまざまな企業から、我々の電解水素水整水器を設置したいという問い合わせが来ているのは本当の話だ。

すでに誰もが聞いたことのある大企業や健康保険組合への導入事例もある。例えば、経済産業省と東京証券取引所は共同で、上場企業の中から「健康経営銘柄」(*12)を選定しているが、その全二五銘柄(二〇一六年)中一三社に導入させていただいた。半数以上の導入実績である。中には数百台規模で社員の自宅へ設置した事例もある。

水の〝効果〟の発見

日本トリムでは、一九八三(昭和五八)年五月発売の「トリムイオンTI－100」以降、厚生省の認可を受けた電解水素水(この時点では「電解還元水」と呼んでいた。以下「電解水素水」で統一する)の整水器を取り扱ってきた。創業当初は自前の工場を持たず、OEM生産(*13)による製造・販売方式であったが、その頃から私は、将来的には一〇〇%自社工場による開発・生産ラインを確立したいという強い思いがあった。

*12 健康経営銘柄
経済産業省が、東京証券取引所と共同で、従業員等の健康管理を経営的な視点で考え、戦略的に取り組んでいる企業を「健康経営銘柄」として選定・公表したもの。

*13 OEM生産
相手先(委託者)ブランド名製造。他の企業に製造を委託して製品には自社のブランドをのせて販売する方法。

創業から数年後、たまたま旧知の大坪一道（現・日本トリム顧問）が私を訪ねてきた。彼は私の以前の職場の同僚で、当時私は営業部門のトップ、大坪は製造部門のNo.2という位置付けであった。私が退職して日本トリムを興した後も、大坪は引き続きそこに勤めていたのだが、経営悪化で会社が倒産してしまい、身の振り方を相談に来たのである。

私は、その場で入社を勧め、彼も頷《うなず》いてくれた。

こうして日本トリムの一員となった大坪は、製品開発部門の責任者として一九八九（平成元）年一〇月に発売された「トリムイオンTI－4000」を皮切りに、数々の新製品を開発していくことになる。

最初の整水器「TI－4000」は市場での評判も上々で、それまで国内に限定されていた販売ルートを海外へ広げることになった。貿易先として当時から取引のあった伊藤忠商事株式会社と情報交換した結果、台湾の名英実業有限公司を紹介していただき、初めて海外市場へ進出することになったのが、一九九四（平成六）年頃のことである。

この取引相手となった名英実業有限公司の代表が、廖名鴒（リャオ・ミンリン）氏であった。廖氏はかつて、臺灣大學の講師をしていた時期があり、同大學医学院公衆衛生学部長の林瑞雄（リン・ルイシォン）先生は、当時の教え子の一人だったという。

林先生はこの少し前までＮＩＨ（National Institutes of Health／アメリカ国立衛生研究所）で夫人と共に研究に取り組んでいたのだが、母校である臺灣大學に召還され、単身帰国する。

ところが、一人暮らしのせいか生活が不規則になり、周囲には「最近、胃腸の調子が良くない……」と漏らしていたそうだ。それを偶然聞きつけた廖氏が、林先生の健康を心配して日本トリムの整水器「ＴＩ－４０００」を一台プレゼントした。それからしばらくし、この「ＴＩ－４０００」のメンテナンスのために、大坪が台湾の林先生の研究室を訪問することになったのである。

林先生は「この水を飲むようになってから体調が良くなった」と語り、すっかり気に入っていただけた様子であった。そこで、「この水について、日本から専門家を呼んで臺灣大學で講演会を開催したい」と申し入れたところ、林先生は即座に了承してくれたばかりか、非常に協力的で、公衆衛生学部をはじめとする臺灣大學医学院の教授たち、研究生や院生などに声をかけてくれた。その結果、二十数人もの参加者を集めることができたのである。この中に、当時はまだ一研究生の立場にすぎなかった黄國晋（ファン・グゥオジン）先生（現・臺灣大學教授）、鄭剣廷（ヂォン・ジェンティン）先生（現・臺灣師範大學教授　生命科学院長）らの姿もあった。

ちなみに――まったくの偶然ながら、この臺灣大學での講演会が開催されることになったのは、一九九五（平成七）年一月一七日のことであった。前日から現地へ乗り込んでホテルに投宿していた我々日本トリム一行は、当日の朝、いきなり大坪に叩《たた》き起こされた。

「大変だ！　とにかくテレビを観てください！」

そう叫ぶ大坪の剣幕《けんまく》に押され、ホテルの部屋に備え付けの小さなブラウン管テレビの画面を覗き込んだ私は、思わず言葉を失った。

橋脚ごと根こそぎ倒壊した阪神高速道路――。

黒煙を上げて燃えさかる神戸の街――。

そこには、現実のものとは到底信じられないような光景が、映し出されていたのである。

日本時間午前五時四六分五二秒、淡路島北部沖の明石海峡を震源とするＭj

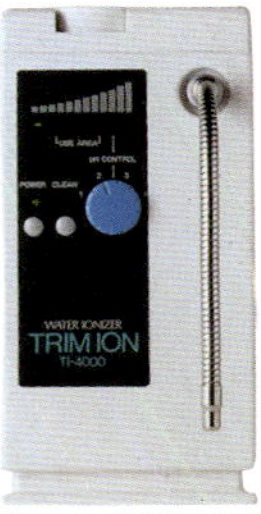

「トリムイオンＴＩ－４０００」
一九八九（平成元）年に直結式に変更し製造・販売を開始。しかし、故障が多かった。

（マグニチュード）七・三の巨大地震（兵庫県南部地震）が発生。世に言う「阪神・淡路大震災」が起こった、まさにその当日のことである。

私たちは急いで本社に連絡を取った。幸い、連絡した時間帯が早かったため、その時点ではまだ日本と電話が通じ、本社ビルの状況を聞くことができた（あともう少し遅ければ、全国から安否確認の問い合わせが集中し、電話回線がパンクしていたところであった）。

日本トリムの本社は当時から大阪市内にあり、被災地からそう遠くないこともあって心配されたが、いくつか置いてあった物が落ちて壊れた程度で、大きな被害はないということだった。それから間もなく連絡は途絶えてしまったが、こちらは海の向こうにいて、何ができるというわけでもない。国内のことは国内の社員たちに任せ、我々は今自分たちにできることをしよう――ということで、臺灣大學での講演会は、当初の予定通り行なうことにした。

この講演会の際に、大坪は林先生の研究室に設置された「ＴＩ－４０００」を見て、あることに気付く。不慣れな現地の業者が設置を行なったためか、配水管がねじれるなど設置環境に多少の不具合があったのだ。これに気付いた大坪がその場で手直しし、正しい設置環境に調整する。後に思えば、この大坪の気遣いが

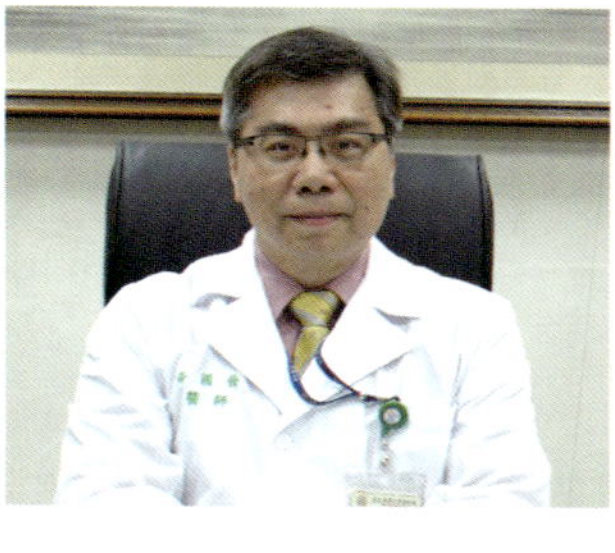
臺灣大學 教授　黃國晉先生

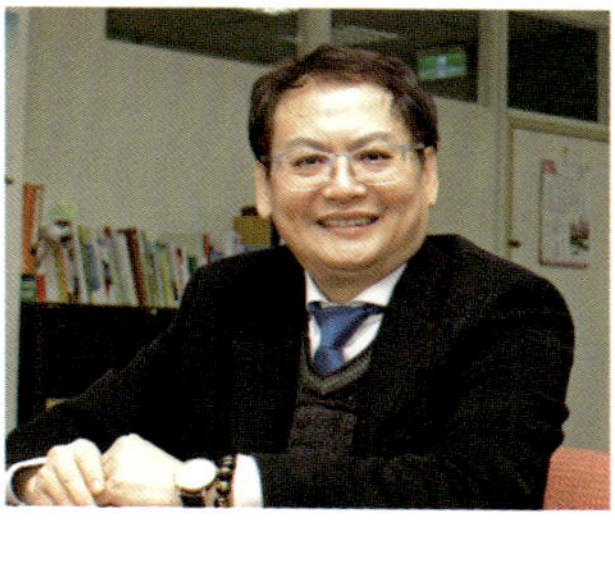
臺灣師範大學 教授　鄭劍廷先生

功を奏したのかもしれない。

午後からの講演会が滞りなく終了した後、出席者の中から林先生が人選した数人が参加する懇親会が催された。臺灣大學側の参加メンバーは、学部長や医学部教授などそうそうたる顔触れである。この時、参加メンバーの一人であった生化学研究所所長の呂鋒州（リュ・フォンヂョウ）先生が、開始時刻になっても姿を現さず、どうしたことかと一同気をもんでいたのだが宴もたけなわという頃、この呂先生が血相を変えて会場に飛び込んできて、興奮した口調でこう言った。

「整水器の水をサンプリングして分析してみたところ……この水には抗酸化作用があるというデータが確認できました！」

会場内に、言葉にならないどよめきが起こった。呂先生は続けて、皆様の同意があれば、この電解水の抗酸化作用について、臺灣大學で引き続き研究させてください！……と訴える。

林先生以下、その場にいたメンバーは即座にこの提案に同意し、もちろん我々に否やのあろうはずもなく、満場一致で臺灣大學と日本トリムの共同研究が決定したのである。

電解水素水の抗酸化作用については、それまでにも感覚的には間違いないと確信していたが、研究機関による公式データとして確認されたのはこれが世界で初めてのことだった。この日、一九九五年一月一七日は、電解水素水研究史上、「ファーストデータの日」となったのである。

呂先生がファーストデータ用の水をサンプリングする直前に、大坪が整水器の設置環境を確認し正しく調整していたことや、ファーストデータの分析結果の第一報がもたらされた場に双方の決裁権者が顔を揃《そろ》えていたことなど、いくつかの幸運が重なった結果、契約は非常にスムーズに進み、同年四月一日付で、共同研究がスタートすることになった。

共同研究の契約締結から約一年後の一九九六（平成八）年二月七日、臺灣大學では一冊の研究論文集が出版される［装丁が赤い紙であることから、「Red book（赤本）」と通称されている］。これはあくまで学内向けの定期刊行物であり、市販される書籍ではなかったが、この中に林先生の研究室で一年間行なわれた電解水素水の研究成果が論文としてまとめられていた。

これが、電解水素水に関して著述された最初の学術論文ということになる。

その後――日本トリムと臺灣大學との共同研究は、さまざまな紆余《うよ》曲折を経て、臺灣大學側の窓口であった林先生を介してではなく、実際の研究担当者である黃國晋先生・鄭劍廷先生と、直接契約することになった。

黃・鄭両先生と取り組んだ共同研究の成果は、二〇〇三（平成一五）年七月にアメリカ医学誌『Kidney International』に掲載された「電解水による末期腎臓疾患患者（ESRD患者）に対する血液透析誘発性酸化ストレスの緩解」、二〇〇六（平成一八）年七月の同誌に掲載された「電解水は末期腎疾患患者の血液透析誘発性の赤血球機能低下を抑制する」、そして二〇一〇（平成二二）年二月にヨーロッパの腎臓・透析移植学会の学術誌『ネフロロジー・ダイアリシス・トランスプランテーション』に掲載された「電解水透析液は慢性血液透析を受けている末期腎疾患患者のT細胞障害を改善する」という三篇《ぺん》の論文として発表されている。

これらの論文の内容は、簡単にいえば透析患者から採取した血液に関する電解水素水の抗酸化作用、炎症と血管の硬化、免疫力の変化などについての研究である。なお、この他にも、日本トリムとの共同研究ではなかったが、二〇一六（平成二八）年には鄭先生の名で、動物実験による慢性腎臓病の腎臓の病変、異変を対象とした電解水素水の研究についての論文が発表されている。

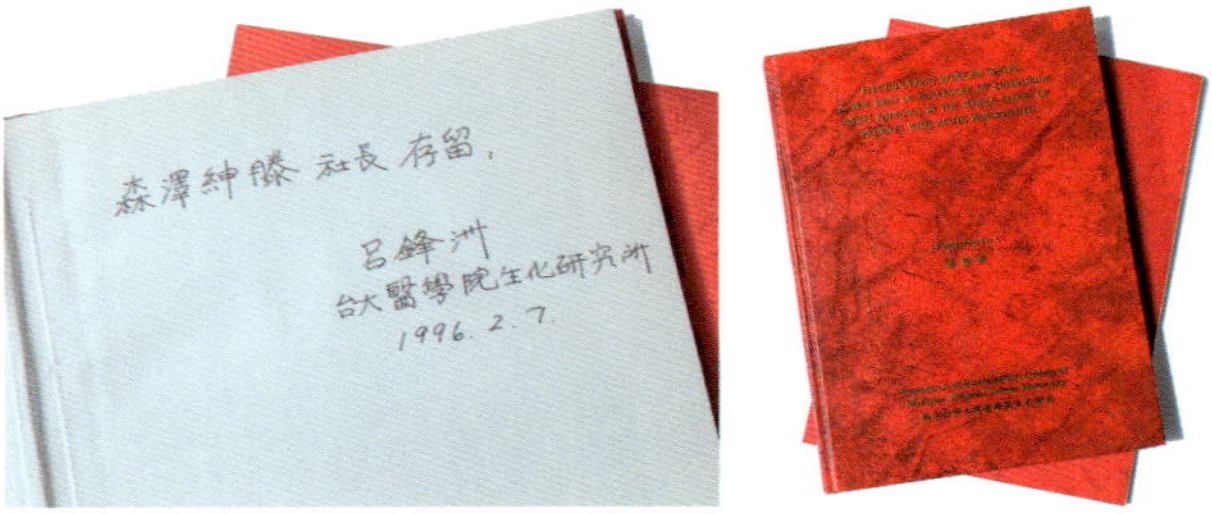

「Red book（赤本）」
臺灣大學との研究論文をまとめたもの。学内向けの定期刊行物であり、市販されていない。

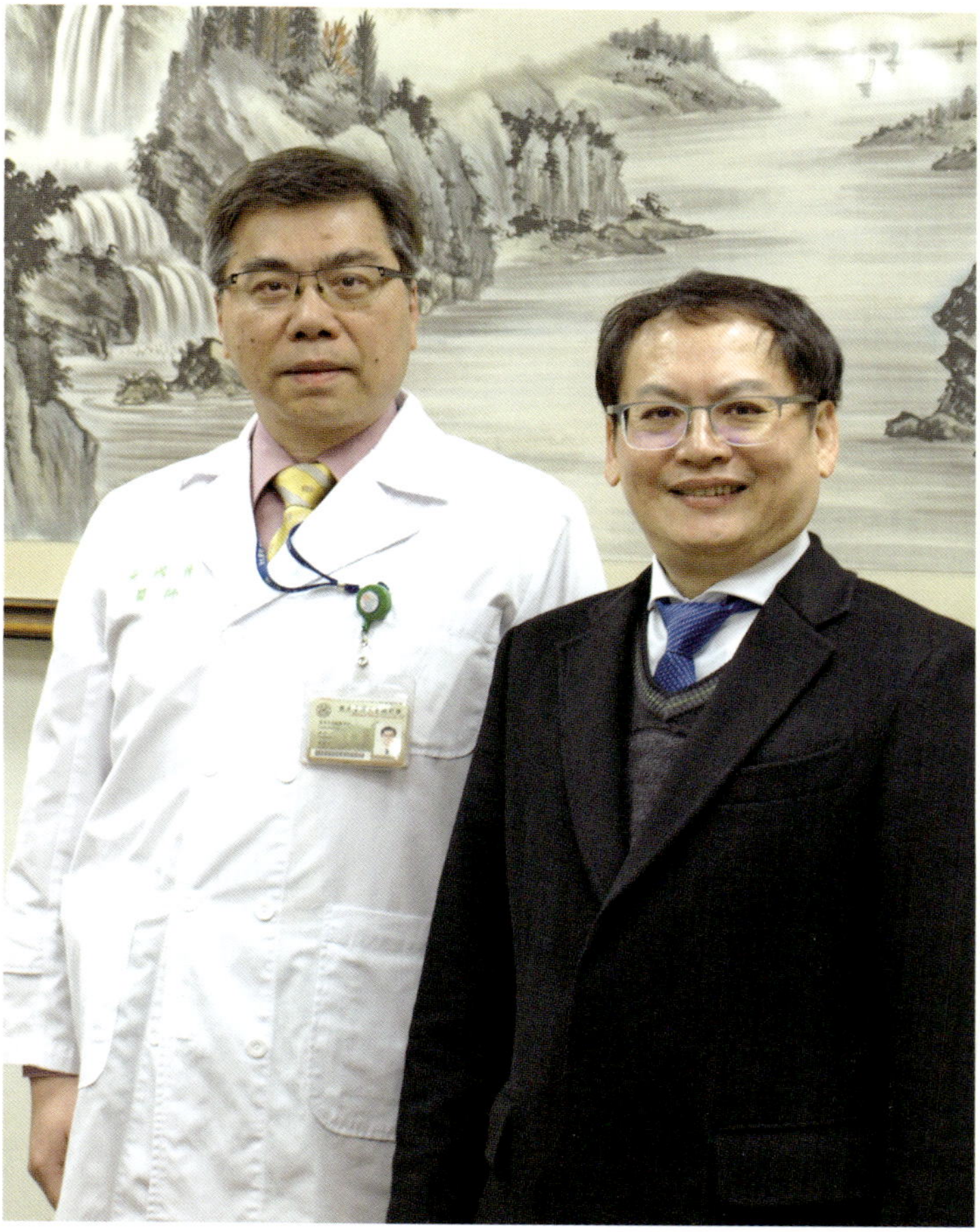

黄先生の回想によると、電解水素水の研究に携わるようになったきっかけとして、指導教授である林先生から「電解水素水は糖尿病患者の治療にも役立つらしい」という話を聞いたことを挙げている。台湾では日本と同様に糖尿病患者の数が多く、また黄先生自身も臺灣大學の医学院生となる以前、アメリカのジョンズホプキンズ大学時代から糖尿病を専攻してきたため、電解水素水には並々ならぬ関心を寄せていたということであった。

黄先生はまず、当時台湾で糖尿病治療を担当していた衛生省に日本トリムの整水器を設置し、通院患者に無料で提供して自由に飲んでもらうことから始めた。ところが、一定期間後に水を飲んだ患者さんの検査を試みたところ、血糖値や肝機能・腎機能、血圧などに目立った変化は見られなかった。そのため、黄先生は「電解水素水の飲用は、どうやら糖尿病患者にはあまり効果がないみたいだ……」と一時は失望しかけたという。

その一方で、当時臺灣大學医学部臨床医学研究所の副教授であった鄭先生が勤務していた、同大學附属病院の研究室に設置されたフリーラジカル（＊14）の測定器により、電解水素水の抗酸化作用については確認されていた。

＊14　フリーラジカル
遊離活性基。強力な酸化作用を持つ分子であり、ここでは活性酸素の一種の意。

これを治療に生かせないものかと考えた黄先生は、専門家である鄭先生の協力の下で、可能性のある研究を進めることにした。その時点では、どのような患者さんがこの研究の対象にふさわしいかという判断がつかず、黄先生と鄭先生は討論を重ねた。

その結果、血液透析を受けている患者さんを対象とすることに決まった。この理由は、血液透析患者は感染しやすく、脳卒中や心筋梗塞などを発症するケースが多いため、その一因となるフリーラジカルの除去に電解水素水が有効なのではないかと考えたからだという。

ただし、鄭先生自身が勤務する病院は臺灣大學の附属病院のため、飲料水用の新しい機器を設置するには国の許可が必要になる。そこで、民間の病院である萬華（ワンファ）病院に委託することになった。同病院腎臓内科の専門医である李坤泰先生の全面的な理解と協力を得て、血液透析に一般的なＲＯ水と併用して、電解水素水を使用する研究が行なわれた（言うまでもなく、人体に使用する前段階として、鄭先生が動物実験により安全性を確認している）。

この研究の結果は、前出の三篇の論文として発表されており、電解水素水の持つ抗酸化作用と、それが血液透析においてどのような効果をもたらすかが次第に解明されてきた。例えば、透析後の患者さんは貧血を起こしやすいのだが、これは透析機械を通すことで血液中の白血球が破壊されるためと考えられている。

ところが、電解水素水を透析に用いた場合、白血球が破壊されにくいということが臨床データによって確認されたのである。

しかし――二〇一〇年以降、台湾では法律が変わり、海外でのこうした学術論文の発表には、アメリカの政府機関であるIRB（Institutional Review Board／治験審査委員会）による審査や、FDA（Food and Drug Administration／アメリカ食品医薬品局）の「人体治験許可」が必要となった。すなわち、それまでのように大学内での審査だけで、自由に学術論文を発表することができなくなってしまったのである。

黄先生と鄭先生はその後も研究を継続しており、二篇の電解水素水に関わる研究論文を書き上げているが、残念ながら現在まで発表する機会は得られていない。ただし、これらの論文も学内向けの論文集である前出の「赤本」には掲載されており、日本トリム宛てに献本をいただいている。

こうした影響により、二〇一〇年を最後に臺灣大學との共同研究はひとまず終了となったが、林先生をはじめ、黄・鄭両先生など、一連の共同研究を通してお近づきになった諸先生とは、現在も親しくお付き合いさせていただいている。また、同大學では後述するスウェーデンのカロリンスカ研究所や、日本の東北大学とも情報交換や機材の購入などで交流を続けており、国際的な電解水素水研究のネットワークが形成されつつある。

普通の「水」とは違う、電解水素水の力

人間が、いや、生き物が生きていく上で、「水」が欠かせないものだということは、改めて議論する必要はないだろう。その前提に立ちつつ、普通の「水」と「電解水素水」にはどのような違いがあるのか——電解水素水にあって普通の水にはない「力」とは何なのだろうか。

それを研究されているのが、国立大学法人九州大学の白畑實隆名誉教授兼特別研究員である。

白畑先生は小学校六年生の頃、ジュール・ヴェルヌの海洋冒険SF『海底二万里』を読んで「科学」というもののもつ無限の可能性と魅力にとりつかれ、研究者の道を志したと伺っている。その後、九州大学農学部食糧化学工学科に進学さ

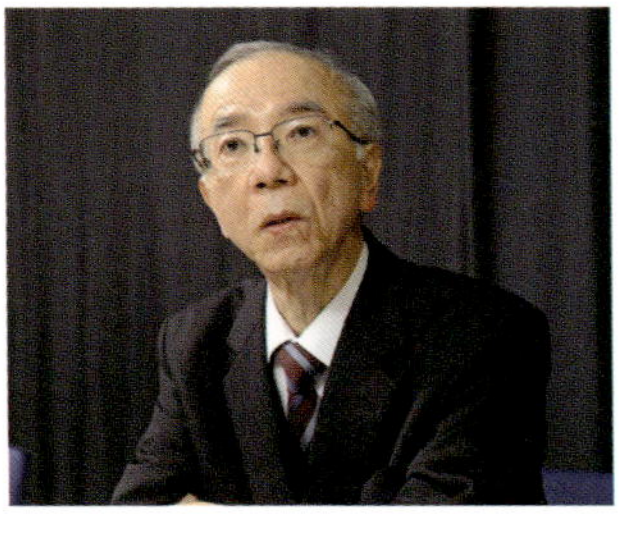

国立大学法人九州大学 名誉教授 兼特別研究員　白畑實隆先生
九州大学農学部食糧化学工学科に進学。山藤一雄教授、村上浩紀教授など偉大な先人たちに師事しつつ、長年研究を続け、二〇一六（平成二八）年に九州大学名誉教授に就任。著書に『電解還元水革命　人間の体に「本当に良い水」はこれだ!!』（二〇〇三年、フォーシーズンズプレス）などがある。

れ、山藤一雄教授、村上浩紀教授など偉大な先人たちに師事しつつ、長年研究に勤《いそ》しみ、実績を積んでこられた。

私が初めて白畑先生にお目にかかったのは、前述した臺灣大學との共同研究を開始して間もない時期である。日本トリムはまだまだ小さな会社にすぎなかったし、白畑先生もやっと教授になったばかりで新進気鋭の青年科学者であった。

この当時、海の向こうの台湾ではすでに林瑞雄先生の研究室で電解水素水の研究が始まっていたが、日本国内の専門家の間では、電解水素水について理解されていたとは到底言えない状況であった。かく言うこの私自身、自社の取り扱い製品でありながら、「電解水素水とはどういうものなのか？」ということをまだよくわかっていなかった。

「とにかく、良い。すごい水だ！」

「この水には我々の知らない何かがある」

ということだけは当時から確信していたものの、「何が良いのか？」、「どうすごいのか？」、「それは何故なのか？」といった理論的・科学的な裏付けについては、ほとんど白紙の状態だったのである。

しかし、間違いなく良いものなのだから、これを全世界に広めたい、日本中の人たちが電解水素水を飲めるようにしたい、という信念に揺らぎはなかった。そこで、最初は自分で調べようと考えて、詳しい知識をお持ちの方に相談したり、自分たちで実験したりして試行錯誤を繰り返していた。

現在も当社ホームページで動画を公開しているが、「電解水素水の実験によってお茶の色が変わる」（図表2－1）という現象などは、この試行錯誤の過程で明らかになったものだ。だが、どうしてそうなるのか、それは何を意味しているのかについては、依然として説明できないという有様《ありさま》であった。

そうした中で、前述した台湾で呂鋒州先生が計測された「ファーストデータ」の存在は、我々にとって大きな自信に繋がるものであったが、海外の一研究機関のデータだけでは、説得力においてやや不十分だ。さらなる科学的根拠を求めて、我々はさまざまな専門家の方々を訪ね、相談させていただいた末に、九州大学の白畑先生にたどり着いたのである。

白畑先生はその頃、ご自身の研究室で「水」というものの人体に与えるさまざまな影響について研究されていた。

「人体を構成する物質の約六〇～七〇％は水だ。つまり、我々の肉体の半分以上は水でできていると言っていい。ならば、水を摂取することは、食物や薬剤を通じてもたらされるよりも、より広範で直接的な影響を人体にもたらすのではないだろうか」

素人なりに噛み砕いて言ってしまえば、そのようなことを白畑先生はお考えになっていたようだ。例えば、薬剤を経口服用する場合、薬剤成分は胃の中で一度消化されることで初めて吸収され、血管を通って患部に作用することになる。注射する場合は、注射した部位の細胞組織に対しては直接的に作用するが、効果は患部周辺の一定の範囲内に限定される。

それに対して、水は経口摂取するだけで、胃酸で消化されるという過程を経ずに食道や胃壁の粘膜で直接吸収され、たちまち全身に行き渡る。それだけに、水が人体に及ぼす影響は極めて大きく、例えば質の悪い水を飲めばたちどころに体を壊すことにもなるのである。

こうした考え方は、一般常識としては当時から比較的浸透していたが、学問的な分野ではまったく顧みられることはなかった。白畑先生が研究を始められる以前には、「活性水素説」という学説も一部では提唱されていたのだが、学会ではほとんど無視されていたほどだ。

私が白畑先生をお訪ねしたのはちょうどそうした時期であり、白畑先生の研究

図表2-1　電解水素水の優れた抽出力

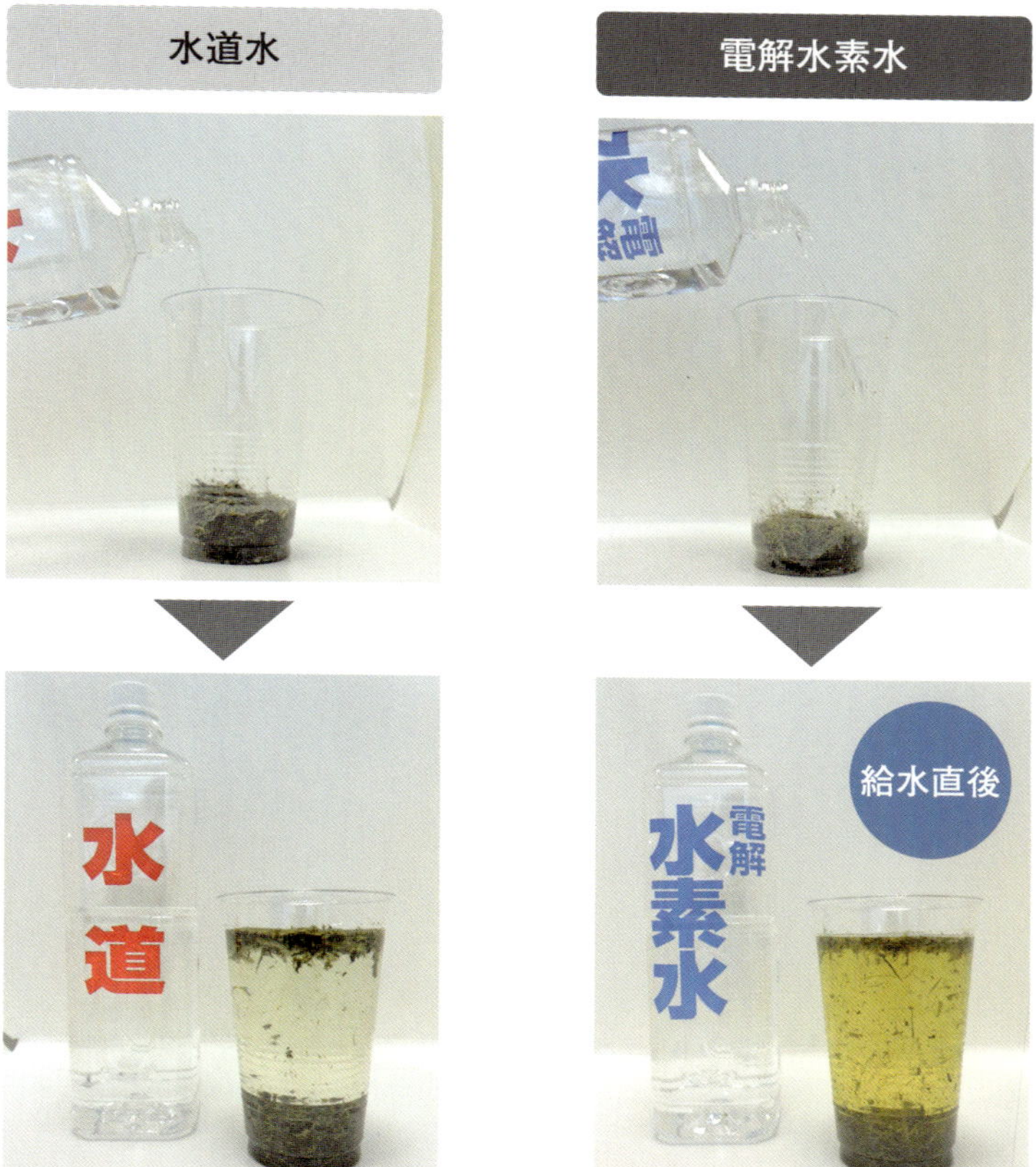

アルカリ性で抽出力が高い電解水素水の特性により、緑茶に含まれる茶葉の成分を引き出している。

室では早速、私が持ち込んだ電解水素水についてさまざまな角度から研究していただくことになった。

その結果、電解水素水中には通常の水よりも多くの水素分子が含まれていること、アルカリ性を示していることなどは、成分分析によって間もなく証明された。この事実を下敷きとして、白畑先生はある仮説を組み立てていった。

「活性化された水素には、人体に好ましい影響をもたらす作用があるのではないか――?」

この仮説を立証するために、白畑先生はさまざまな実験を繰り返した。

第一章でもご紹介した通り、それまでにも日本トリムには、我々の電解水素水を飲用されたお客様から、その効果を訴える多くの声が寄せられていた。ただし、それらはあくまで「個人の感想」であって、単なる口コミの評判としてはともかく、医学的な臨床データとして価値を認められるものではなかった。

何だか知らないけれど、体に良いらしい――。

何故だか理屈はわからないけれど、病気が治るらしい――。

整水器の購入を検討されている消費者の皆様にとっては、あるいはそれだけで十分な根拠になるかもしれないが、これでは巷《ちまた》の噂話、都市伝説の類いと何ら変わりない。もっと科学的に証明できる効果があるはずだと、我々も、そして白畑先生もお考えになったのである。その信念はやがて実を結び、人体に良い影響を与える活性水素の検出に成功する。

白畑先生は検証実験を何度も繰り返して確かめた後、一九九七（平成九）年に論文を発表した。『ＢＢＲＣ（Biochemical and Biophysical Research Communications）』にある『ＢＢＲＣ』は、オランダのアムステルダムに本社を置き、世界最大手の科学・技術・医学関連情報の製品及びサービスを専門とするエルゼビア（Elsevier）社の発行で、さまざまな分野の生物学研究における、タイムリーで重要な実験的研究を迅速に普及することを目的とした、国際ジャーナル誌だ。

この時、白畑先生が発表したのが、「Electrolyzed-Reduced Water Scavenges Active Oxygen Species and Protects DNA from Oxidative Damage［電解還元水（原文ママ）の活性酸素の消去及びＤＮＡ酸化損傷からの保護作用］」という論文であった。

この論文は、発表されるや否や、各方面にさまざまな議論を巻き起こした。

活性酸素が体内を酸化することで細胞内のＤＮＡが損傷し、それがさまざまな病気や老化などの原因となっている――ということは、当時から広く知られていた。いわば、活性酸素こそ「万病のもと」であり、諸悪の根源というわけである。

酸素は、我々生物が生存するために必要不可欠な物質であることから見過ごされがちだが、実は猛毒であり、例えば超高濃度の酸素を摂取すると酸素中毒を起こし、最悪の場合、死に至るケースもある。金属は酸化すれば錆《さ》びるし、食べ物は酸化すれば腐る。生きている人間の体も例外ではない。

酸化に対抗して、生体内のバランスを保とうとするのが「抗酸化」と呼ばれる作用である。さまざまな酸化還元機能を持つ抗酸化物質の働きによって、生体が一定以上に酸化するのを防止しているわけだ。この抗酸化作用を強化して余分な活性酸素を除去することができれば、さまざまな疾病の予防や治療に効果があるのではないかと考えられている。

しかし、「活性酸素を除去すればいい」といっても、そのために具体的にどうすればいいのか、当時は確実に効果のある方法は発見されていなかった。そうした中で、「電解水素水中に含まれる『活性水素』の力で、活性酸素を除去することができる」ということを科学的に証明した白畑先生の論文は、非常に大きな注目を集めることになった。

ただし、この論文の発表からすでに二〇年以上が経過しているが、残念ながら、現在もなおこの研究成果が世の中から完全に認められたというわけではないのである。

活性酸素を消す力

白畑先生が『ＢＢＲＣ』に発表した論文の内容は、一九九七（平成九）年六月一二日付の「毎日新聞　総合／ニュースの焦点」面にも「アルカリイオン水は体にいい／九大グループ立証／万病の原因となる活性酸素を消去」という記事が掲載され、白畑先生の研究と電解還元水（＝電解水素水）の力は広く一般に知られることになった。

電解水素水の持つ「還元力」と、その根源となる抗酸化作用の働き——。

水中に溶存している水素は通常、不活性なものなのだが、それが何らかの原因で活性化すると、細胞が酸化するのを防ぎ、酸性を帯びた生体をアルカリ性に還元する強い抗酸化作用を持つようになるのではないか？　というのが、白畑先生の立てられた仮説である。そして、この仮説に基づいて、本来は不活性である水

アルカリイオン水は体にいい

万病の原因となる活性酸素を消去

九大グループ立証

水を電気分解して生成する「還元水」が、さまざまな病気の原因となる活性酸素を消去する作用があることを九州大大学院農学研究科の白畑実隆教授（遺伝子資源工学）の研究グループが立証し、11日に東京都内で発表した。還元水を作る装置は「アルカリイオン整水器」などの名称で市販されているが、その効果が立証されたのは初めて。

発表したのは、白畑教授と、還元水研究者で医学博士の林秀光・新しい水の会主幹、メーカーの日本トリム社。

還元水は通常の水を電気分解すると、陰極側に生成される。還元水に活性酸素消去作用があるとの仮説を林主幹が提唱していたが、実証されていなかった。

白畑教授は試験管内で「スーパーオキシドラジカル」という活性酸素を発生させる実験装置を作り、還元水を加えたところ、活性酸素は完全に消去された。また、酸化物質である過酸化水素の消去作用もあることを確かめた。

活性酸素には遺伝子の本体であるDNAを損傷する作用があるが、還元水はDNA損傷を防ぐ効果があることも実験で分かった。

さらに、活性酸素の消去作用を担う物質を調べるための実験を行った。この結果から、活性水素と呼ばれる原子状態の水素が活性酸素と結びついて水になり、活性酸素を消去していることが示唆された。

研究成果は生物化学の国際学術誌「BBRC」に掲載された。白畑教授は「活性酸素の消去にはビタミンCなどの抗酸化物質が効果的だが、自らも酸化されて有害物質になるため、食品中の抗酸化物質を取り過ぎると害がある。還元水の場合、活性酸素を消去して水になるので問題がなく、理想的な抗酸化剤になる可能性がある」と話している。【斗ヶ沢秀俊】

ことば　活性酸素

構成する電子の一つが不安定になった酸素のことで、フリーラジカルとも呼ばれる。体内に吸入した酸素の約2％が活性酸素になると推定されている。体内に入った異物に対する防御機能を持つ半面、老化やがん、動脈硬化、高血圧などさまざまな病気の原因になるとみられている。

1997（平成9）年6月12日（木曜日）付「毎日新聞　総合／ニュースの焦点」

素を活性化させる要因についてもいくつかの仮説が立てられ、一つひとつ科学的な検証が試みられてきた。

例えば――水素は、自然界では二つの原子が結合した分子の形で存在している。なぜなら、分子であるほうが安定するからだ。しかし、水を電解することによって酸素と水素を分離すると、その影響で分離された水素は分子の結合が崩れ、一時的にせよ水素原子の形で、水中に溶存することになると考えられる。この水素原子が、水素を活性化する要因なのではないか――というような仮説を立てたこともあったという。この仮説を検証するために、白畑先生は電解水素水から原子の状態の水素を検出する実験を何度も試みたが、もともと不安定な元素である水素は水中で原子の状態を長時間保っていることができないため、残念ながらこの実験は失敗に終わった。

白畑先生は現在、水の電解用に触媒として使用される「白金」に含まれるナノ元素が、水素の活性化をもたらす要因となっているのではないか、という仮説を立て、その検証を進められている。

なお、その後の研究により、電解水素水だけではなく、いわゆるバブリングなどによって製造された水素水もある程度の抗酸化作用をもつことがわかってきた。つまり、水素自体が細胞を活性化させる働きを持っているということが明らかになったのだが、それと同時に、電解水素水と比較すると、その効果は低いということもわかってきた。

やはり、電解水素水には、水素が本来持っている抗酸化作用の他にも、生体にとって好ましい影響を与える、何かプラスアルファの効果が潜んでいるようなのだ。

電解水素水の持つ力に関しては、現在も引き続き研究が進められている。

これは非常に奥の深いテーマであり、その全容を解明できるのはいつの日になるか、まだまだ想像もつかないところだ。とはいえ、白畑先生をはじめ多くの専門家による長年の研究の積み重ねにより、いくつかわかってきたこともある。

最近我々が注目しているのが「ナノ粒子」だ。ナノとは一〇億分の一（10^{-9}）という意味の言葉で、一ナノメートル（nm）は一〇〇万分の一ミリメートル（mm）に当たる。この超極微細な粒子が、水を電解する際に触媒となる白金から剥離して水素原子と結合することで、通常の不活性な水素分子を活性化させるのではないか――ということが、白畑先生の研究によって徐々に解明されつつある最新の理論だ。事実、水素とナノ粒子があれば反応性の高い水素が生じるという現象は証明されており、すでにいくつかの論文として発表されている。

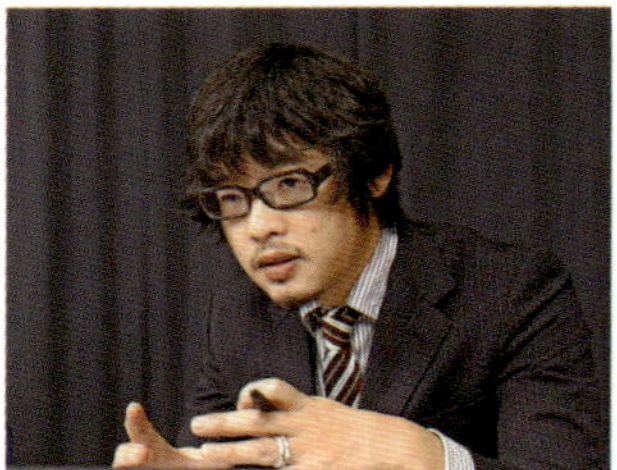

国立大学法人九州大学 大学院農学研究院 生命機能科学部門 機能水・機能性食品・エネルギー講座 准教授
富川武記先生
白畑先生と共に電解水素水のもつ力について研究を進められている。

ただ、電解水素水の持つプラスアルファの力については、このナノ粒子理論だけでは完全に説明がつかないことも含まれているため、他の可能性についても引き続き研究が行なわれている。

ではここで、白畑先生が実際にどのような実験を繰り返し、研究を重ねてきたかについて簡単に解説しておこう。

例えば、「培養細胞内の活性酸素除去能力についての研究」だが、この実験には生きている人体細胞組織の一部を使用するという。皮膚組織や粘膜組織などの断片をシャーレ上で培養し、この培養細胞内で常に発生している活性酸素の変化を測定するのである。

活性酸素の発生状態は、試薬を用いると色が変化することで確認できる。通常は赤く変化するところが、水を加えるとこの赤の色が薄くなるなどの変化が見られる。そこで加える水を、純水・浄水・電解水素水などに変えて、いろいろなパターンを何度も何度も確認していく。その結果、どうやら電解水素水には、活性酸素を除去する効果があるようだということがわかってきたのである（図表2－2）。

もちろん、この実験はあくまで一例にすぎない。培養細胞を用いた実験にしても、もっといろいろ条件を変えながらさまざまな実験が行なわれてきた。その結果、電解水素水とバブリングによる水素水の抗酸化作用の違いなども、わかってきたのである。また、培養細胞だけではなく、マウスなどを使った動物実験をはじめ、今後も多種多様な実験を積み重ね、長い時間をかけて地道に研究を続けていかなければ、医学的に認められることは難しいのだという。

白畑先生が始められたこれらの実験は、近年ではさまざまな分野や立場の研究者が同様の実験を行なうようになってきたが、当時としてはかなりマイナーな部類のものであった。それだけにエビデンスを得ることが非常に難しく、相当な苦労をされたという。

水素が含まれているといっても、基本は「水」だから、薬物のように明確に顕著な効果が毎回得られるわけではない。数値にしても通常の水と比べてごく微妙な差があるという程度なので、実験レベルでの再現性が低く、評価しづらいという困難があった。研究者として慎重であればあるほど、この程度なら誤差の範囲内であるとして見過ごしてしまうだろう。もう一度実験して、もし同様の数値を再現できなければ、先の実験結果が間違っていたことになる——つまり、そこ

図表2-2　培養細胞内の活性酸素の除去能力

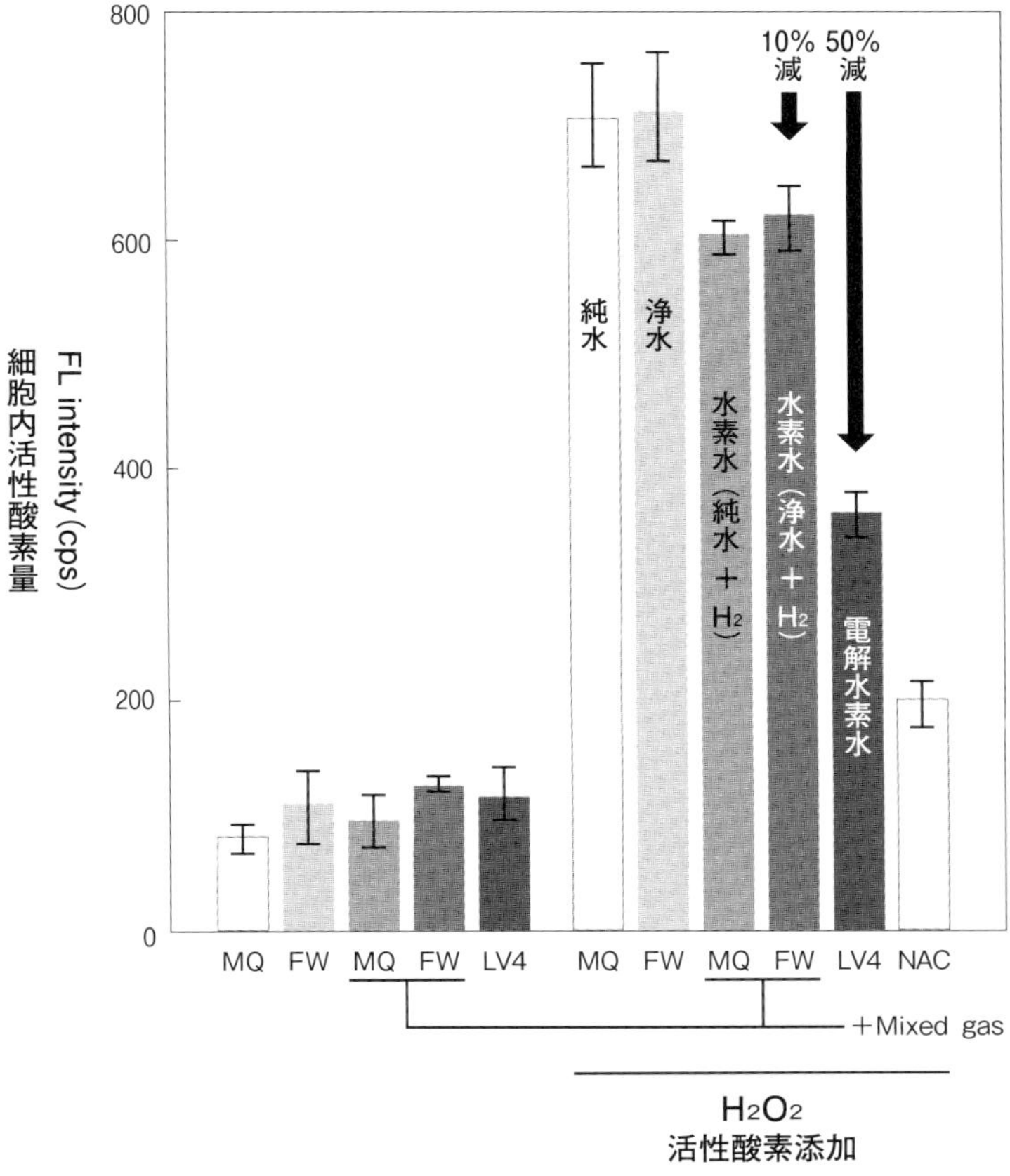

で「効果がある」と認めてしまうことにリスクを感じるからだ。

だからこそ、白畑先生はじめ、我々日本トリムと共同研究を行なっている研究者の皆様が日々研究を重ね、多くの論文を発表していくという形で広く世の中に問い掛け続けていくことには、非常に大きな意味があると思っている。

発表した論文が一人でも多くの人の目に触れる——。

「これは、本物かもしれないぞ……」と可能性を感じた第三者が、自らの手で同様な実験を繰り返して確認する——。

こうした積み重ねによって、電解水素水の力は少しずつ世の中に認知されるようになるのである。少なくとも、我々はそう確信している。

九州大学と日本トリムの共同研究は、一定の成果を得てひとまず終了したが、これで電解水素水に関する研究が完成したわけではない。

電解水素水にしても、従来の水道水ベースではなく、例えば、カルシウムやマグネシウムなどのアルカリ土類系の金属元素や、水素を吸着・吸蔵させやすいミネラル（通常のミネラルはイオン状で水素を吸着しないのだが、ある程度のダンゴ状の塊になっているもの）などを含んだ海洋深層水（＊15）をベースにした、電解水素水を生成することができないか——といった研究が日々続けられている。

＊15　**海洋深層水**
太陽の光がほとんど届かず、水温が年間を通してほとんど変化しない水深二〇〇m以深の海水のこと。特徴としては、低温性（水温が表層水より大幅に低い）、富栄養性（植物に必須な無機栄養素が豊富に存在する）、清浄性（汚染物・微生物や病原菌・濁りなどが少ない）、水質安定性（水質の変化が少なく、物理・化学・生物学的に安定している）、再生可能資源（極地・寒帯より常に再生供給される）がある。

さらに、次節で述べるスウェーデンのカロリンスカ研究所や、次章以降で述べる東北大学（第三章）、高知大学農学部（第四章）、帯広畜産大学（第五章）などさまざまな分野の研究機関との共同研究が、現在も引き続き行なわれているのである。

電解水素水が脳の炎症を抑制する

二〇〇九（平成二一）年からは新たに、スウェーデンのストックホルムにあるカロリンスカ研究所との共同研究の契約が実現し、翌年から実験がスタートした。

脳科学研究の先進国といわれるスウェーデンの中でも、カロリンスカ研究所は世界トップクラスの医科大学であり、「研究と教育を通じて人々の健康増進に貢献する」ことをその使命としている。同研究所は、同国で行なわれる医学研究の四〇％を担う研究機関であると同時に、同国内でもっとも広範囲な専門分野を備えた医学教育機関である。なお、同研究所内に設置されているノーベル賞選考委員会は、一九〇一年以降、ノーベル生理学・医学賞の選考を行なっている。

ここで電解水素水を用いた研究に従事しているのが、同研究所神経科学部の研究員であるステファン・スパルバー博士（Dr.Stefan Spulber）だ。

Dr.スパルバー（我々は親愛の情を込めて「ステファン先生」とファーストネームでお呼びしている）は、脳医学の中でも特に脳の神経炎症を専門分野とする研究者である。

脳の神経炎症とは、大雑把な表現になるが、例えばアルツハイマー症、うつ病、パーキンソン病などの脳疾患の原因の一つと考えられるもので、ステファン先生は主にマウスを用いた動物実験を中心に研究を続けてきたという。

このステファン先生と、我々日本トリムとのご縁を取りもってくれたのは、九州大学の白畑實隆先生であった。九州大学とカロリンスカ研究所とはこれまでにも何度か共同研究を行なってきたという経緯があり、その関係性から、白畑先生が日本トリムと電解水素水を、先方にご紹介いただいたのだという。

カロリンスカ研究所との共同研究において、日本トリム側からは、研究費用などの経済的支援の他、実験用の整水器一式とそのメンテナンス、さらにこれまでに他の研究機関などで解明されてきた電解水素水に関するさまざまなデータについても提供してきた。また、その一方で、こちらから研究テーマを特に指定したり、性急に成果を求めたりするようなことは厳に慎んできたつもりだ。

実験開始から約二年半後の二〇一二（平成二四）年七月三一日――。

ステファン先生は『ＰＬＯＳ ＯＮＥ』に、「Molecular Hydrogen Reduces LPS-Induced Neuroinflammation and Promotes Recovery from Sickness Behaviour in Mice（分子状水素はマウスにおいてＬＰＳ誘導神経炎症を抑制し疾病行動からの回復を促進する）」と題する論文を発表した。『ＰＬＯＳ ＯＮＥ』というのはPublic Library of Science 社が刊行するオープンアクセスの査読（＊16）付きのアメリカオンライン科学誌で、科学と医学分野の一次研究論文を扱っている。これは、世界中のプロの厳しい目でチェックされることを前提とした論文であり、さらにカロリンスカ研究所の名誉にも関わってくるため、出稿前にも大学内で厳重な審査が行なわれることになる。

このように、二重三重の専門家の厳しい審査を通過した上での論文掲載は、それ自体が一つの成果と言ってよいだろう。

そして何より、この研究論文の内容がまた画期的なものであった。

実験では、マウスにＬＰＳ（＊17）を注射して人為的に炎症を発症させ、運動量や体重の変化を調べてみた。ＬＰＳを注射されたマウスは運動量が低下し、食欲不振のために体重が減少することがわかっている。そこで、一方のグループのマウスにはＬＰＳ注射の一週間前から浄水を与え、もう一方のグループには同じ時

＊16　査読
peer review＝研究者仲間や同分野の専門家による評価や検証。

＊17　ＬＰＳ
Lipopolysaccharide／リポ多糖。脊椎動物の脳神経細胞に炎症を引き起こす成分。

期から電解水素水を与えた。この二つのグループを比較すると、浄水マウスは運動量が約七五％低下し、減少した体重が元に戻るまでに九～一〇日かかっている。これに対して、電解水素水マウスは、運動量は約五五％の低下に留まり、体重は僅《わず》か三日後には回復していたのである。二つのグループの差異は、ＬＰＳ注射前に飲んでいた水が「浄水か、電解水素水か」の違いだけであり、この二つの水の違いは、水中に溶存している水素（分子状水素）が「多いか、少ないか」の違いだけだ。

脳神経炎症の研究で、マウスにＬＰＳを投与するという動物実験の方法はごくスタンダードなものである。実験の結果、電解水素水中の分子状水素の働きが脳神経を抗炎症状態とし、同時に抗酸化作用によって回復を速めるということが明らかになった。

言うまでもなく、人間の脳神経はマウスとは比べ物にならないほど複雑かつ高度であり、脳が神経炎症を起こす場合、人間であればほぼ確実にさまざまな合併症を伴うことになる。ＬＰＳ投与実験は、言ってみれば脳神経炎症のメカニズムを単純化したモデルだ。したがって、この実験結果から直ちに「人間の病気、例えばアルツハイマー症やうつ病の治療において、電解水素水の飲用効果が認められる」と言えるわけではないが、少なくとも可能性を示唆する結果が出たと言える。

なお、この実験結果は同年八月二日付の「フジサンケイビジネスアイ」及び「産経新聞（九州・山口版）」に概要が掲載され、電解水素水研究に新たな一ページを刻むこととなった。

論文掲載後の同年一〇月二〇～二一日の二日間にわたって岐阜県岐阜市の「じゅうろくプラザ」で開催された「第一一回日本機能水学会学術大会」には、ステファン先生も来日され、同大会二日目に座長である京都府立医科大学学長（当時）の吉川敏一教授と共に「Effect of molecular hydrogen on neuroinflammation and sickness behavior in mice（神経炎症及びマウスにおける病気挙動に及ぼす分子状水素の効果）」と題する講演を発表している。ステファン先生は、日本トリムとの共同研究について、「単に経済的な資金援助に留まらず、技術面でのサポートや情報開示なども含め、全面的な支援を受けられたことに心より感謝しております。研究内容についても、私の希望する研究テーマを全面的に支持していただき、自由にやらせていただいたことは、非常に幸運でした」と語っている。

なお、カロリンスカ研究所と日本トリムの共同研究は二〇一二年の論文発表後も継続しており、ステファン先生の近年の研究テーマとしては「二七週齢（人間で言えば約八〇歳）以上の高齢マウスを用いた動物実験」なども行なわれている。これらの新たな研究成果については、後日別の形で発表する機会もあるだろう。

本章で述べてきたように、日本トリムは国内外の研究機関との共同研究を積極的に展開してきた。各研究機関との関係としては、すでに一定の成果を収めて共同研究を終了したところもあるが、実際に研究に携わった研究者の中には、今なお個人的な興味や関心から、電解水素水に関わる研究に取り組んでいる方も少なくない。

いずれにせよ、科学的な方面からのアプローチは今後も継続していく必要があるのだが、その一方で、我々も企業である以上、社会的な方面から電解水素水というものを世の中に広くアピールしていくことについても考えなくてはならないだろう。

というのは——現代社会において、「健康に良い水」に対する要求は日に日に高まっているからだ。

日本では上下水道が完備されてからすでに五〇年以上が経過しており、全国どこの家庭でも蛇口をひねれば安全な水が飲めるようになっている。ここで言う

「安全な水」とは、汚染物質などがほとんど入っていない（ただし皆無ではない）、飲んでも人体に影響はないとされる水のことだ。

もちろん、消毒のための塩素が一定量混入された水であるから、おいしいとは言い難いものも少なくないだろうし、貯水タンクや水道管の汚れや腐食によって有害物質が混入するリスクも皆無とは言えない。消毒用の塩素にせよ、人間はまだしもペットの小動物などには完全に無害というわけにはいかず、例えば水道水を直接水槽に入れれば金魚が死んでしまうこともある。乳幼児に蛇口から直接汲《く》んだ水道水を与える家庭も、最近ではまず見かけない。

こうした中で、ペットボトル入りの飲料水が急速に普及し、今や日本人の大多数は「飲み水はペットボトルで買う」、「家庭用の蛇口には浄水器を設置する」といった行動様式が当たり前のものとなっている。一昔前からすれば、これはちょっと異様なことではないだろうか？

逆に言えば、現代の日本人は水に気を使っているという事実がわかる。水の危険性を恐れていると言ってもいいかもしれない。何も、雑菌がうようよしているような不衛生な生水のことではない。きちんと消毒され、安全であるはずの水道水ですらそうなのだ。

なぜだろうか――。

それは、水道水の満たしている安全基準というものが、結局のところ「人体に無害なレベルであること」を最低限の目標としており、なおかつ、そこで止まってしまっているからだ。つまり、水から有害な物質を取り除くだけで、何らプラスアルファを加えることはしていないのである。水道水を飲んで、それが原因で病気になることはないかもしれないが、逆に病気が良くなることも決してない。それで良しとされているからだ。

その一方で――社会構造や人々の生活習慣の変化に伴い、かつては存在していなかったか、あってもごく稀であったさまざまな病気が現れてきた。例えば、糖尿病であったり、アトピー性皮膚炎であったり……それらの病気は、まぎれもなく「現代病」ということができる。

もし、誰が飲んでも健康に寄与できる水が存在するのであれば、飲みたいと考えている人間はたくさんいるはずなのだ。そして、「健康に良い水」への認知が広まれば、誰もがその水を飲みたいと考えるようになり、当然世の中に広く普及するようになるだろう。その結果、多くの人が健康を取り戻し、病気が減り、医療費もそれほどかからなくなる。これは、慢性的に財源不足を抱える医療保険制度に対しても大きなプラスとなるはずだ。

したがって、究極的な目標としては、国や自治体が「健康に良い水」の効果を認め、義務化とまではいかないにせよ積極的に推奨するようになることだ。これには、国にとっても国民にとっても非常に大きなメリットがある。日本国憲法に明記された「基本的人権」、すなわち「健康で文化的な最低限度の生活」のうち、少なくとも「健康」に関しては、水の改善が寄与するところは多大であると私は確信している。

水の健康にもたらす効果が、理論的かつ臨床データ的に明白に立証されれば、国や自治体が「健康に良い水」の効果を認める大切なステップとなり、国や自治体による「健康に良い水」への取り組みも決して夢物語ではなくなるはずだ。そのエビデンスを得るために、我々日本トリムは、九州大学や臺灣大學、カロリンスカ研究所などの研究機関とさまざまな共同研究に取り組んできたのである。何よりもまず、幅広い領域でエビデンスを得ることが、その第一の目的だ。

そして、我々の整水器が提供する電解水素水の効果、例えば抗酸化作用などの健康に良い効果が広くエビデンスを得ることで、大げさに言えば「世の中を変える」ことも不可能ではないと考えている。

国や公共機関がその実効性を認め、国民の大多数がこれを望むようになれば、やがては国策として予算を計上し、電解水素水の普及に取り組むことになるかもしれない。

なぜなら、国民全体の健康状態が良くなれば、当然病院へ通う人も少なくなり、医療保険の負担も軽減されるからだ。ただでさえ高齢化の影響で医療費負担は年々増大し、医療保険制度は今や破綻寸前といわれている。高齢者の医療費の自己負担比率はどんどん上がっていき、国民生活に深刻な影響を与えている。「健康に良い水」は、国民一人ひとりが支払う医療費を軽減するだけではなく、国全体の利益にも大きく貢献することができるはずだ。

他方、白畑先生をはじめ、多くの専門家との共同研究の結果、電解水素水の持つ「力」は徐々に解明されつつある。そこで、次の段階としては、一般への普及に向けたさまざまな努力が必要になってくる。費用対効果の問題もあり、なかなか一朝一夕には進まないかもしれないが、今後の研究の中でブレイクスルーを実現し、一気に普及が進むことも十分考えられる。

科学にせよ、医療にせよ、一度普及してしまえば、それ以降の世代の人たちにとってはそれが当たり前になる。医薬品の世界でも、画期的な効果を持つ新薬が承認されれば、従来の治療法は一変し、新薬の使用が当たり前になるだろう。それと同じことだ。

また、医師の皆様の側でも「水を処方する」治療法を実践する時代が来るだろう。実際に、次章で述べる兵庫県神戸市の協和病院のように、すでに数十年にわたって患者さんの体質改善のために電解水素水の飲用を指導し、効果を上げている臨床医療機関の例もあるのである。

第三章

医療の現場に導入された電解水素水

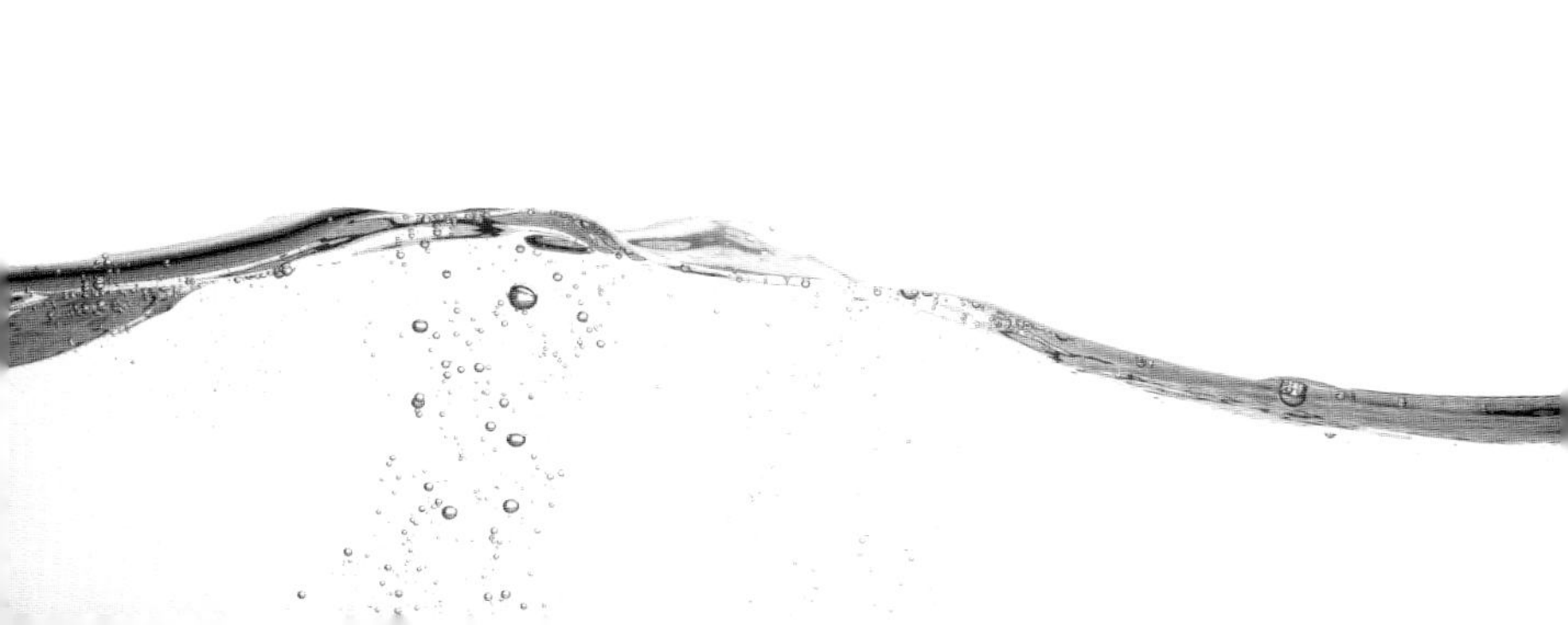

医療用に使われることをめざして

日本トリムの整水器は、その効果が国に認められた管理医療機器だ。したがって、我々は医療機器メーカーということになる。

ただし、ただ整水器だけを製造する医療機器メーカーで終わるつもりはない。過去も、そしてこれからも電解水素水をどのように医療現場に役立たせるかを研究し続けている。

その一例が電解水透析®システムだ。これは血液透析において大量に使用される「水」の性質に着目した、当社独自のシステムである。

一般的な血液透析では、尿毒素（*18）に汚染された血液を体外へ導き、ダイアライザー（人工腎臓）（*19）によって老廃物除去、電解質補正、過剰水分除去を行ない、血液をきれいな状態にしてから体内へ戻す。

その際に一回当たり約一二〇ℓの透析液が必要になる。透析液は通常、水道水からゴミ、菌、電解質といったものを取り除いて生成される。

このような日本の血液透析技術は、世界でもトップクラスといわれている。しかし、それでも透析患者の死亡率は五年で三九・二%、一〇年で六四・一%（二

*18　尿毒素
腎臓で濾過（ろか）され通常は尿中に排泄（はいせつ）される尿素などの血中の廃棄物のこと。尿毒素が溜まると、尿毒症という末期腎不全の状態になる。

*19　ダイアライザー
血液透析器、人工腎臓ともいう。血液中の老廃物や余分な水分、電解質を透析液へ移すための濾過（ろか）装置のこと。

○一五年末現在、日本透析医学会発表）と決して低くはない。その主な死因は心脳血管合併症だ。

そこで我々は、二〇一〇（平成二二）年に電解水透析®システム（TRIM HD-24D）を開発した。同システムで生成される透析液や希釈水には、一定の水素ガスが溶け込んでいる。この「電解RO水」を使用すると、透析前後の血圧や血液中の酸化ストレス（*20）マーカー、炎症マーカーが有意に低下し、心脳血管合併症の予防に効果があることがわかっている。

そのことを確実に証明した論文が二〇一八（平成三〇）年一月に発表された。日本トリムと東北大学慢性腎臓病透析治療共同研究部門の共同チームが、国内七施設、患者三〇九人を対象とし、「電解水透析®」（一六一件）と通常透析（一四八件）の予後を二〇一一（平成二三）年から五年間にわたって比較した。

その結果、「電解水透析®」を用いた患者さんの死亡及び心脳血管合併症（うっ血性心不全、虚血性心疾患、脳卒中、虚血による下肢切断など）の発症リスクが、通常の透析患者と比べて四一％低いことが確認できた（図表3－1）。

このようなエビデンスによって、今後さらに電解RO水が使用されるようになれば、透析患者の積極的な社会復帰、そして医療費抑制に繋がるはずだ。

＊20　酸化ストレス
酸化反応により引き起こされる生体にとって有害な作用のこと。

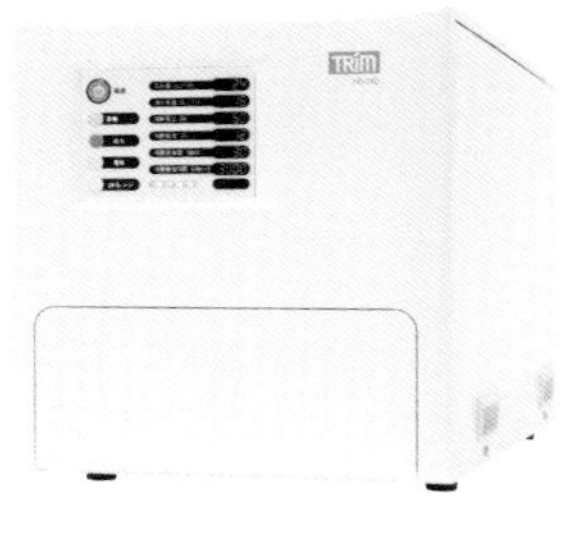

電解透析水整水器ＴＲＩＭ　ＨＤ－24Ｄ
二〇一〇（平成二二）年、発売開始。その後二〇一一（平成二三）年に電解水透析用逆浸透精製水製造システムの販売を開始する。

図表3-1 「電解水透析®」が透析患者の死亡数や主な死因となる合併症発症を41%抑制

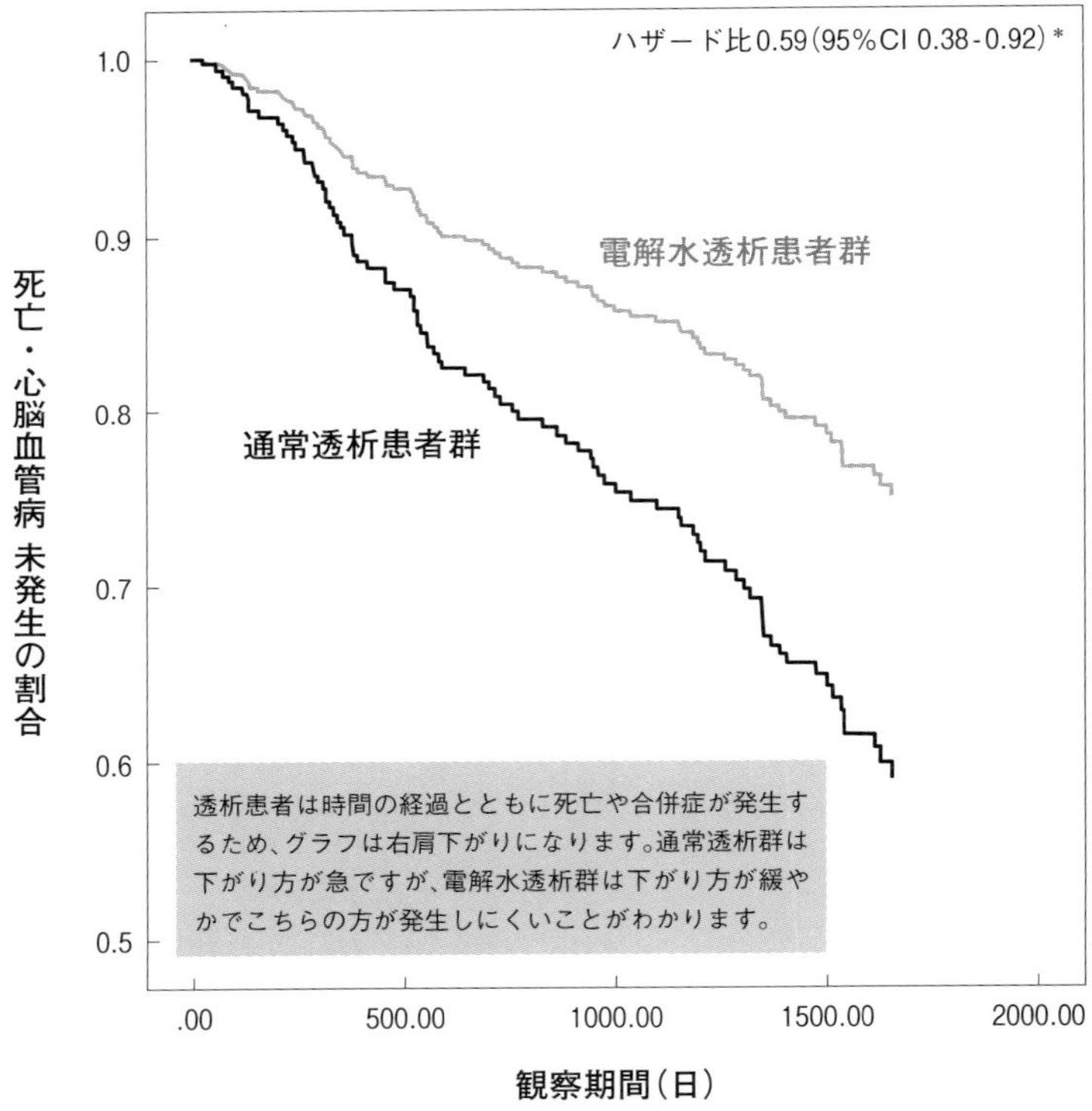

＊ハザード比0.59（95%信頼区間：0.38-0.92）。通常透析における発生率を1とした際に「電解水透析®」は0.59であり41%低く、「電解水透析®」は統計学上有意に有効であることを示す。

当然ながら我々は、この結果をゴールとは考えていない。これからも医療機器メーカーとして、さまざまな医療現場に役立つ「水」を開発していくつもりだ。

病気の進行を抑制する「水」

前章で述べた通り、臺灣大學の黄國晋先生を中心に行なわれた台湾での研究は、台湾衛生省内に設置された日本トリム製の整水器を用いて、糖尿病患者が電解水素水を無償で飲用できるようにするということから始まった。すなわち、これも「電解水素水を医療用に使用した」事例であると考えられるが、実は、これが、電解水素水を医療用として使用した初めての事例ではない。

台湾での事例は、時期的には一九九五（平成七）～一九九六（平成八）年のことになるが、これより約一〇年も前から、「電解水素水を医療の現場で使う」ということに積極的に取り組んでこられたのが、兵庫県神戸市にある特定医療法人誠仁会 協和病院で長年院長を務めてこられた河村宗典先生（現・同院名誉院長）だ。

河村先生は、一九七六（昭和五一）年に兵庫県明石市に大久保病院を設立され、その後、一九八一（昭和五六）年に神戸市西区に協和病院を開設されている。

開業当初は、地域に医療機関が少なかったこともあり病院経営も順調だった

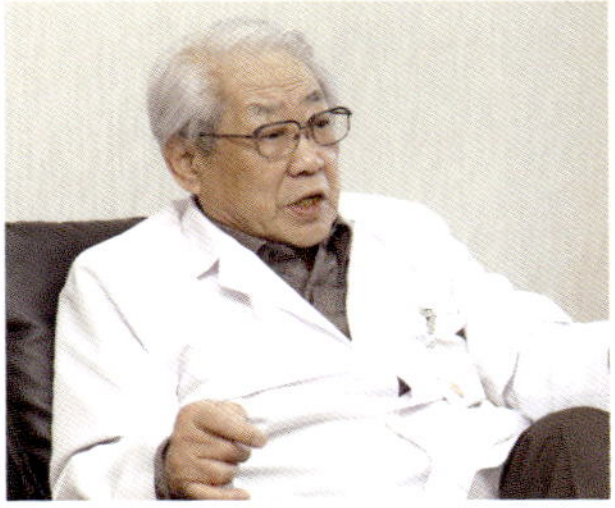

特定医療法人 誠仁会 協和病院
名誉院長　河村宗典先生
一九六四（昭和三九）年に神戸大学医学部卒業。医学博士。一九八一（昭和五六）年から協和病院の院長。現在、名誉院長。
著書に『30年間の臨床例から 水が教えてくれたこと』（二〇一六年、KKロングセラーズ）がある。

が、ちょうど協和病院を開設したのと同じ年に当時の厚生省が医療費の改定を行なったため、全国にある民間病院は一気に経営が悪化せざるを得なかった。大久保病院もこの時期に赤字に陥り、経営の立て直しには相当のご苦労があったと伺っている。

河村先生が当時の名称でいうところの「アルカリイオン水（=電解水素水）」に巡り合ったのは一九八五（昭和六〇）年のことだが、最初は我々日本トリムの製品ではなかったようだ。

河村先生は、医大時代の先輩である旧知の医療関係者からこの水を熱心に勧められ、まずはご自宅用として水道水の電解装置を購入したという。よくわからないものをいきなり患者さんに飲ませるわけにもいかないだろうから、ご自身とご家族の体で試してみようという意図であった。

ところが、院長の河村先生が電解装置を購入したという話を聞き、自ら被験者役を買って出た患者さんがいた。

患者さんとなったのは、協和病院に勤めていた当時五九歳の男性職員だったが、長年糖尿病を患っており、同病院で河村先生とは別の医師から治療を受けていたという。

河村先生は自著『30年間の臨床例から 水が教えてくれたこと』（KKロングセラーズ）の中で、前述のエピソードについて「人体実験第一号」と記しているが、もちろんこれは先生一流のジョークだろう。実際には、実験でも治療でもなく、いわば生活習慣についてのアドバイスのようなものだったに違いない。

院長とはいえ、主治医に断りもなく患者さんに勝手な治療を施すわけにはいかないからだ。河村先生は彼に電解装置を購入してもらい、調理などに使う水をすべてこの水に替えるようにと伝えた。彼はそれだけでは飽き足らず、毎日この水を大量に飲用していたという。

結果は予想以上に驚くべきものであった。この職員は「水を替えただけ」だったにもかかわらず、僅か二週間後には血糖値が安定的に下がり始め、二〜三カ月後には、目に見えて症状が改善していたという。臺灣大學の黄先生が指導教授の林瑞雄先生から聞かされた「電解水素水は糖尿病患者の治療にも役立つらしい」という話は、おそらくこのエピソードのことではないだろうか。

この結果を目の当たりにしながらも、河村先生はなお半信半疑であったというが、その後、いくつかの偶然から我々日本トリムと接触する機会があった。河村先生のご記憶によると、最初の出会いは一九九〇（平成二）年のことだったようだが、協和病院としては当時別メーカーの電解装置を採用されていたこともあり、当初はそれほど深いお付き合いではなかった。現在も続く親密な協力関係が構築されたのは、それからすぐのことになる。

その頃、河村先生は「人体実験第一号」となる男性職員の成功事例などを根拠として、すでに何人かの糖尿病患者に対して例の「アルカリイオン水」を用いた同様の治療を試みていた。

また並行して、「なぜこの水を飲むだけで病気が良くなるのか?」という疑問を解明すべく、前出の先輩と共同で研究を続けていたが、なかなか理論的な裏付けは得られなかった。厚生省が認定したアルカリイオン水という呼称についても、「確かにこの水はアルカリ性を示しているが、それだけでは病気が改善する説明がつかない……」という壁に突き当たっていた。

そうした中で、一九九〇年代に入ってアメリカで「フリーラジカル」の概念が提唱され、体内の活性酸素があらゆる病気や老化の原因であるという考え方が広まってきた。一緒に研究していた先輩は躊躇《ちゅうちょ》なくこの仮説を採用し、「この水は、活性酸素を除去できる力を持つ還元水だ」と結論付けたが、河村先生は「何のエビデンスもないままでは……」となおも慎重な姿勢を崩さなかった。

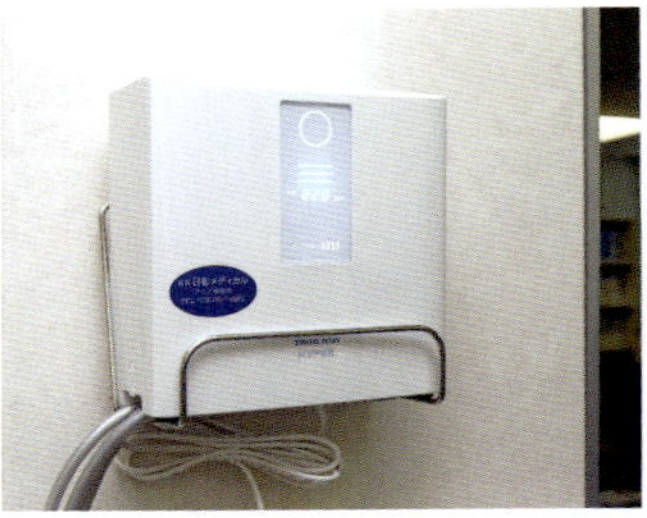

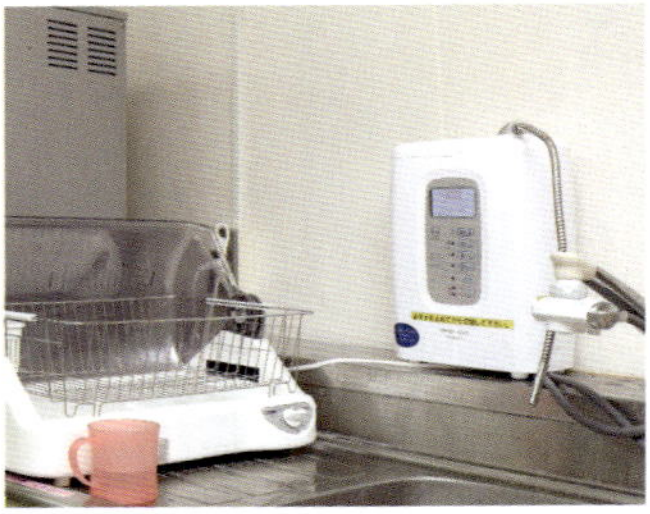

院内のあらゆる場所に設置されている整水器。

一方、日本トリムのほうでは同時期、前章で述べているように臺灣大學や九州大学などとの共同研究を開始していた。そして一九九七（平成九）年には、九州大学の白畑實隆先生が『ＢＢＲＣ』に論文を発表したのである。

この白畑論文を一読した河村先生は、我が意を得たりという思いがしたという。何年にもわたって悩まされ続けた謎に、ようやく解答が与えられたのである。前出の自著の中でも、河村先生は白畑論文について触れ、「……この水、電解還元水（原文ママ）が科学的に実証されたことになったのです。（中略）ここに初めて還元力を持っている飲料水という概念が生まれたのです」と記している。

「自分は臨床医なので化学の専門知識もないし、難しいことはわからない。白畑先生のような研究者が理論的に実証してくれて本当にありがたい」

と河村先生が言えば、

「自分たちは年中実験室で実験しているだけで、それが患者さんにどのような影響を与えているかがわからない。河村先生のような臨床医がいなければ何もできない」

と白畑先生も言う。共同研究における理想的な信頼関係がそこにある。

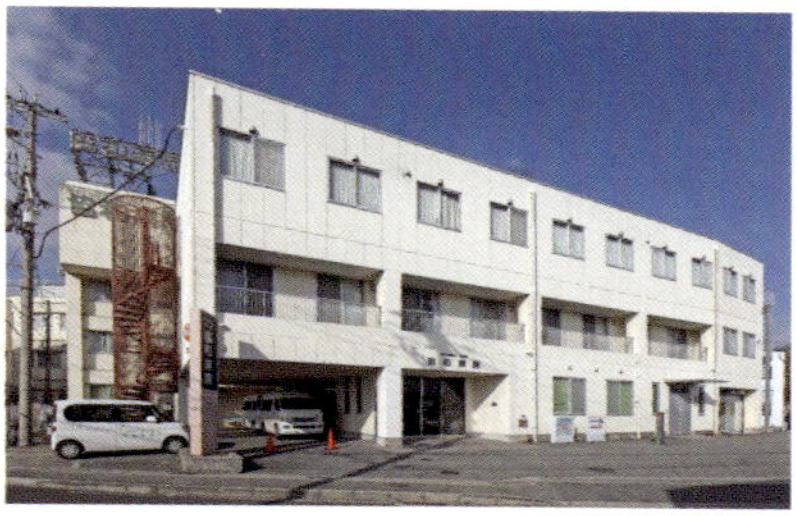

特定医療法人　誠仁会　協和病院
（兵庫県神戸市）

協和病院での電解水素水を使用した取り組みは、一九九二（平成四）年に櫻井よしこ氏がニュースキャスターを務める日本テレビ系列の報道番組『NNNきょうの出来事 Sports & News』の中で取り上げられ、我々の水は「魔法の水」として紹介された。

これをきっかけに、電解水素水は一躍ブームとなり、次々に他メーカーが新規参入してきた。また、協和病院に対しても電解水素水に関する問い合わせ電話が殺到し、通常業務にも支障が出る有様だったという。河村先生からそんな窮状を聞き、水についての電話問い合わせがあったときに対応するために、日本トリムの社員を電話番として行かせたほどだ。

河村先生の治療方針は「病気を治すのは薬ではない」という考えに基づいている。つまり、「病気は医師が治すんじゃない。医師は病気を治すプロじゃない。結局はその人の持つ自然治癒力が病気を治すんだ」というのが河村先生の持論であり、その自然治癒力を高めるものが水、すなわち電解水素水だという考え方である。水自体に薬剤成分のように患部を治癒する効果があるのではなく、飲み水が変わったことによって体内の環境が本来の正常な姿に戻り、人間が生まれつき持っている自然治癒力を発揮できるようになるのだという。

毎日の三度三度の食事を作る、その煮炊きをするために使う水をすべて電解水素水に替える。

水をそのまま飲むだけではなく、お茶やコーヒーを淹《い》れるのにも電解水素水を使う。

このように、飲料水すべてを電解水素水に替えることで、例えばポリフェノール（＊21）などの抗酸化物質を含むサプリメントなどを意識的に摂取するよりも、はるかに効果的に体内に発生した活性酸素を除去し、体質改善を図れると河村先生は言う。その結果、病気が治らないまでも症状が改善したり、病気の進行を抑制したりすることもできるのだ、と。

協和病院では、院長である河村先生の下、これまでに糖尿病性壊疽《えそ》（＊22）やアトピー性皮膚炎（＊23）をはじめ、潰瘍性大腸炎（＊24）や神経性下痢（＊25）、さらにさまざまな難病患者に対して電解水素水の飲用を勧めてきた。それにより、症状が緩和・改善した例は枚挙にいとまがない。中には、他の病院で余命宣告を受け、藁《わら》にもすがる思いで転院してきた重症患者が、自分の足で元気に退院していった例もあるという。

また、体内の活性酸素は老化の原因の一つとされているため、これを除去する

＊21　ポリフェノール
食品に含まれ、動脈硬化や脳梗塞を防ぐ抗酸化作用、ホルモン促進作用、抗アレルギー作用があるとされている。

＊22　壊疽
体組織の腐敗に特徴づけられる壊死の合併症であり、ほとんどは下肢に出現する。糖尿病や長期間の喫煙に関連する。

＊23　アトピー性皮膚炎
アレルギーを起こしやすい体質の人や、皮膚のバリア機能が弱い人に多く見られる皮膚の炎症を伴う病気。

＊24　潰瘍性大腸炎
大腸の粘膜に炎症が起き、ただれたり、潰瘍ができる難病。下痢や腹痛が頻繁に起こる。

＊25　神経性下痢
腸に器質的病変がなく起こる下痢。精神的緊張、心身の過労、不安、環境の変化などによって、急速に下痢が起こることが多い。

ことで長寿化やアンチエイジングなどの効果にも繋がる。事実、河村先生は齢《よわい》八〇を数えて矍鑠《かくしゃく》としておられるし、それどころか、先生のご母堂は一〇二歳を迎えられた今もご健勝と伺っている。こうした長寿との因果関係は立証しようもないが、河村先生ご自身はこれもやはり、長年飲み続けてきた電解水素水の抗酸化作用による、体内環境改善の効果だろうと考えているという。

長年、電解水素水を医療用に使ってきた河村先生は、「医師として、この水と出会うことができたのは本当に良かったと思う」と常々語っている。「もし、この水がなかったら、今まで医師を続けてこられなかっただろう。医学の無力さに打ちのめされ、気が狂っていたかもしれない」とまで言ってくれている。

医師として五〇年以上のキャリアを持つ河村先生によれば、例えばがんの患者さんで、五〇年前に助からなかった人は、現在でもほとんど助からないという。がんの早期発見が可能になっただけで、がんの治療方法が進歩したわけではないのだ。しかし、その一方で、医師から絶対に治らないと診断された難病患者でも、その後病気が治ったという人は現実に存在する。

河村先生は言う。

「不治の病というのは医学が勝手に決めたもので、天が決めたものではありません。『医学で治せない病気』はいくつでもありますが、『治らない病気』というのは、本来、この世に存在しないんです。もちろん、天が定めた寿命というものがありますから、人間は二〇〇年も三〇〇年も生き続けることはできませんが、事故にでも遭わない限り、誰でも一〇〇年なり一二〇年なりの寿命を全うすることができるはずなんです」

その本来の寿命を縮めているのが活性酸素なのだ、と河村先生は指摘する。

体内で生命代謝が滞り、本来の生理機能が働かなくなったところには、必ず活性酸素が生じている。これは人間だけではなく、すべての生物がそうだ。

したがって、後述する高知大学農学部や帯広畜産大学との共同研究、あるいは株式会社南国スタイルとのコラボレーションのように、植物や動物にとっても、活性酸素を除去する電解水素水は、絶対に生命代謝を高める効果があるはずだ――と、我々は確信している。

透析治療で合併症の発症率が四一%低下した

臺灣大學との共同研究の中で、「台湾の萬華病院において、電解水素水をＲＯ水と併用して血液透析に使用した」というエピソードを紹介したが、これはもちろん台湾だけの事例ではない。日本国内でいち早くこの研究に取り組み始めたのは、国立大学法人東北大学付属東北大学病院である。そして、東北大学客員教授兼聖路加国際病院腎臓内科部長・腎センター長として、血液透析を専門に携わっているのが中山昌明先生だ。

今や日本でも有数の透析治療のエキスパートとなられた中山先生だが、初めからこの領域を究めようとしていたわけではないという。中山先生は東京慈恵会医科大学を卒業後、都内の国立病院医療センター（現・国立国際医療研究センター）で内科医としての研修を積んでから、母校に戻ってきた。当時は、母校でどこの医局に所属するかで将来が決まる、とまでいわれていた。中山先生はもともと、医師として全身を診られるような「ごく常識的な医師」をめざしていたが、ある先輩医師から「腎臓領域を勉強することは、全身を診ることに繋がる」とアドバイスされた。さらに、腎不全（現在は「慢性腎臓病（＊26）」と呼ばれる）や透析治療などを研究するチームに属していた指導教授の人間的魅力にも惹かれ、その教授の医局に入ることにしたそうだ。

この指導教授のことは今でも恩師として尊敬しているという中山先生だが、その反面、自分が腎臓領域の専門医になろうとは当初想像もしていなかったし、も

＊26　**慢性腎臓病**
腎臓の障害が長く続いている状態のこと。初期の段階では自覚症状はほとんどないが、進行するにつれ、多尿、貧血、息切れといった症状が現れる。

しもう一度医師になる機会が与えられたとしたら、別の道を選びたいという気持ちもあると語る。

だが、結果的には、中山先生は指導教授に言われるままにこの道を選び、慈恵医大時代には血液透析、腹膜透析、あるいは腎不全などの臨床的な研修・研鑽《けんさん》を積むことになった。

中山先生が研鑽を積んだ一九八〇～一九九〇年代は、透析治療が目覚ましい発展を遂げた時期で、新しいシステムや治療法が次々に開発・導入され、世の中の動きに追い付くのに必死で勉強したという。そうして何篇かの論文を発表し、博士号も取得されたのだが――やがて、「どんなに素晴らしいと思える治療法にも結局は限界がある」ということを痛烈に感じ始めたと中山先生は振り返る。ちょうど、二〇〇〇（平成一二）年前後の頃だという。

慈恵医大病院で中山先生が所属していたのは、こと腎疾患に関しては日本でも有数の歴史と実績を誇る医局であった。中山先生ご自身も、腎臓学会の優秀演題賞を受賞するなど、将来を嘱望される優れた若手医師の一人であった。だが、それでもなお、透析治療中の患者さんには付き物であるさまざまな合併症を完全に防ぐことはできなかったのである。

動脈硬化から来る血管合併症は、例えば心臓の血管が詰まれば心不全、脳の血管なら脳卒中や脳梗塞、足の血管なら虚血性（＊27）の閉塞《へいそく》性動脈硬化症（＊28）など、全身でさまざまな疾病を引き起こす。その結果、透析患者はなかなか長生きしにくい背景がある。透析患者が予後不良となりやすいことは以前からデータでわかっていたことだが、この二〇〇〇年前後を境に、その理由について専門家の間で、次のような仮説が唱えられ始めたのである。

「透析患者は、普通の人よりも加齢が早い。早く年を取るから、動脈硬化のスピードも早くなり、合併症にかかっても早く進行してしまうのではないか……」

加齢が早いとか、病気の進行が早いというのは、どうやら体内の活性酸素に関係があるのではないか。透析患者は、活性酸素を上手く処理できなくなっているのではないか――そのような観点で書かれた論文「『電解水による末期腎臓疾患患者（ESRD患者）に対する血液透析誘発性酸化ストレスの緩解』臺灣大學教授　黄國晋、臺灣師範大學　教授　鄭劍廷共著・米国医学誌「Kidney International（キドニー・インターナショナル）」掲載」が注目を集め、数多くの臨床データの裏付けから専門家の間で広く認められるようになったのである。

中山先生は、当時さまざまな媒体に発表されていた活性酸素に関わる論文を入

＊27　虚血性
組織や臓器への血液供給が急激に不足あるいは途絶する状態。

＊28　閉塞性動脈硬化症
足の血管の動脈硬化が進み、血管が細くなったり、詰まったりして、十分な血流が保てなくなる病気。治療せずに放置すると、壊死することもある。

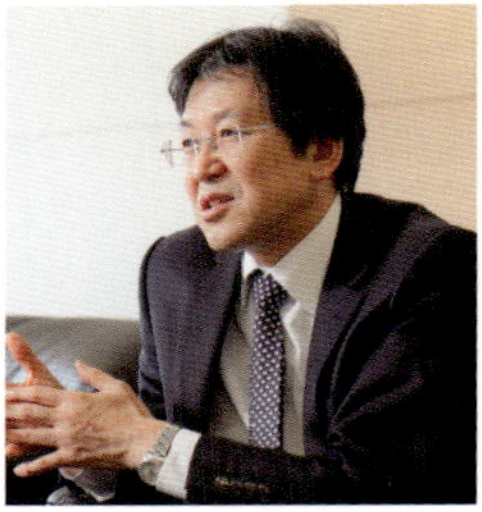

国立大学法人東北大学 客員教授
聖路加国際病院 腎臓内科部長・腎センター長　中山昌明先生
東京慈恵会医科大学を卒業後、都内の国立病院医療センターで内科医として研修を積む。その後東京慈恵会医科大学に戻り、透析治療を研究する医局に所属し、現在に至る。

手し、どうすれば酸化ストレスを抑制できるかについての研究などを片っ端から読み漁《あさ》った。その中に、『Kidney International』に掲載された臺灣大學の「電解水素水を用いた血液透析」についての論文もあった。中山先生はこの論文を一読して強い関心を持ち、さらに調べると、日本の会社が整水器を提供しているということがわかった。それで、我々日本トリムに興味を持っていただき、中山先生のほうからご連絡をいただいたのである。

日本トリム側で対応し、ちょうど都内で開催を予定していた九州大学の白畑實隆先生の講演会に中山先生をご招待することにした。電解水素水についてはまだまだ知名度も低い時期で、そのときの講演会場もこぢんまりとした規模だったが、中山先生は白畑先生の講演に大変驚き、また強い興味を覚えたという。

その後、二〇〇四（平成一六）年には、中山先生は電解水ではなくバブリングによって水素を加えた「バブリング水素水」を用いて腹膜透析液を作り、動物実験を行なっている。

この透析液を使用すると、腹膜透析の合併症を抑制できる可能性があるというデータが出たので、実験の助手を務めたエジプト人留学生に学会で発表させたそうだが、残念ながら評価は芳しくなかったという。その原因について、中山先生は「皆、どう評価したらいいのかわからなかったのだろう」と分析している。

中山先生によれば、医学の世界というのは保守的なところがあるので、飛躍した考え方は基本的には受け入れられにくく、唐突に水素水を用いてどうこうというような話をすると「頭でもおかしくなったんじゃないのか?」と白眼視されるのが落ちなのだそうだ。

中山先生は優秀な臨床医であっただけに、水素水関係の研究に対して周囲からは「あれさえなければ……」と本気で残念に思われていたらしい。だが、中山先生には「電解水素水を臨床応用することができれば、必ず透析患者の合併症リスクを低減できるはずだ」という信念があった。

その信念と周囲の無理解との板挟みに悩んでいた中山先生は、ある日、東北大学から声をかけられ、研究者として移籍することになった。こうして東北大学へ移られた中山先生は、改めて日本トリムと正式に契約を結び、二〇〇六(平成一八)年より共同研究をスタートしたのである。

中山先生を代表者とする東北大学と日本トリムとの共同研究は、基礎実験や動物実験をベースに進められ、長い時間はかかったものの、現象的に確実に求める効果が確認できると示すことができた。

中山先生はこの結果を踏まえて大学の倫理委員会に臨床研究を申請し、二〇一一（平成二三）年にこれが認められると、東日本大震災後に臨床研究がスタートした。この時、震災復興にも寄与する医学研究として、国と福島県からそれぞれ大口の助成金を受けることができたことも追い風になったという。

この研究は二〇一六（平成二八）年末にひとまず終了し、二〇一八年一月一〇日の『Scientific Reports』に「Novel haemodialysis (HD) treatment employing molecular hydrogen (H_2)-enriched dialysis solution improves prognosis of chronic dialysis patients: A prospective observational study（分子状水素（H_2）溶存血液透析液を使った新しい血液透析療法は、慢性血液透析患者の予後を改善する：前向き観察研究）」というタイトルの論文が掲載された。

この論文の要旨をひと言で言えば、「電解水素水から作られた、分子状水素を含む血液透析液を使うことで、血管系の合併症の発症率は四一％低下する」ということになる（九〇ページ　図表3－1）。臨床研究にあたっては、東北大学が受給した助成金を基に、日本トリムからも研究資金を出させていただいたが、研究期間が長期にわたったため、中山先生はしきりと恐縮されていたものだ。だが、私にせよ他の関係者にせよ、納得できる結果が出るまでじっくりと待つことにしていた。

中山先生の注釈によれば、この論文で使用しているデータは間違いなく本物ではあるが、厳密に言えば、電解水素水を透析に使用したグループAと、使用していないグループBを比較したとき、Aのほうがより重篤な症状を示している患者さんが多かった。つまり、もともと症状が重かったAの患者群のほうが、Bの患者群より合併症発症率が四一％低下しているのだから、もし症状が同程度であったら、発症率の差はさらに大きくなっていた可能性もあるのだ。

透析とは、生体である血液と、異物である人工の機械とが接触するため、刺激を受けた生体では活性酸素が増加し、炎症を起こしやすくなる。これを抑制するためには、ビタミン投与などの対症療法（＊29）があるが、活性酸素を十分に除去するだけの量を投与すると、副作用により却《かえ》って悪い影響が出てしまう。

その点、電解水素水を用いて活性酸素を除去する方法であれば、副作用はまったく認められないのだという。もちろん、水であるから薬剤に比べれば活性酸素を抑制する働きは弱いが、慢性的に使用しても人体に悪い影響を与えず、しかもさまざまな形で応用が利くのである。

＊29　対症療法
病気の原因に対してではなく、その時の症状を軽減するために行ない、自然治癒能力を高め、かつ治癒を促進する療法。

前出の論文の元となった臨床研究の完了に伴い、日本トリムと東北大学は新たな展開として電解水素水を使用した「電解水透析®」の共同研究部門を開設した。これは、通院治療である「血液透析」に電解水素水を用いるこの手法をさらに改善・改良していくとともに、在宅治療である「腹膜透析」への電解水素水の応用研究などがテーマとなっている。この部門は「慢性腎臓病透析治療共同研究部門」と命名され、二〇一六年一〇月一日～二〇一九年九月三〇日の三年間の期間を予定している。

日本トリム製の透析用整水器は、現在医療機器ではないが、我々としては医療機器の認証を取得したいと考えている。だからこそ、医療機関との共同研究などを通じて実績を積み、担当省庁が認定せざるを得ないくらいのデータ取得に注力している。

中山先生は厚生労働省とは逆に「これだけ効能効果があるものを、非医療機器としておいてはいけない」とおっしゃってくれている。もし我々の整水器を医療機器ではなく、単なる水処理機として売買しているのであれば、論文中にその効果を明記することは、医療行為の間接的な宣伝になってしまうからだ。「中途半端な位置付けは良くない」と中山先生は常々注意を促してくれている。

また、中山先生は産学官共同の医療技術支援として、中国に「電解水透析®」の施設を立ち上げることに協力しており、いわば医療技術の輸出に関わっている。もともと人口の多い中国では、全土の合計で日本の透析患者数をすでに上回る人数の患者さんがいるという。

中国の患者さんたちに我々と東北大学で開発した「電解水透析®」を提供できる病院は、当面一カ所しか設置されていないが、いずれは全土の透析患者に行き渡るくらい普及させていきたいと考えている。これにより、日中交流の架け橋になることができれば、それは我々としても「医療機器メーカー冥利《みょうり》に尽きる」ものと思っている。

第四章

「電解水素水」が日本の農業を救う

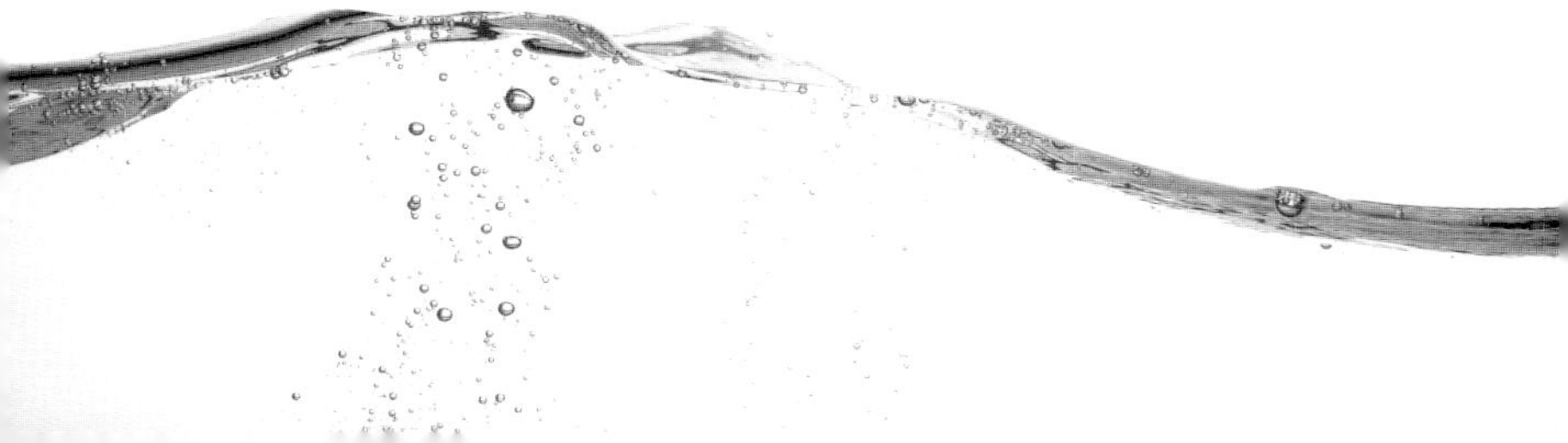

水を変えるだけで野菜の収穫量や質が上がる

植物や動物にとっても、活性酸素を除去する電解水素水は、絶対に生命代謝を高める効果があるはずだ――というのは、第三章でご登場いただいた協和病院名誉院長河村宗典先生のお言葉である。言い換えれば、人間にとって良い水は、野菜や果物などの農作物、あるいは家畜の育成にとってもやはり良い水であるはずだ、ということになる。

この農作物に対する電解水素水の効果について研究されているのが、国立大学法人高知大学副理事兼教授にして、農学部（二〇一六年より農林海洋科学部に改編）で教鞭を執っておられる石川勝美先生だ。

石川先生は島根県のご出身で、稲作農家の長男として生まれたことから、否応《いやおう》なく「水」と「農作物」というものを意識しながら成長してきたという。長ずるにつれて、単に農業を継ぐというより、「農業をより良くしたい。魅力のある農業を発信していきたい」ということを考えられるようになり、そのための方策を学ぶために大学へ進学する。ところが、石川先生が大学に入ったのは学生運動が吹き荒れた時代であり、予定されていた講義が潰れることも多く、到底落ち着い

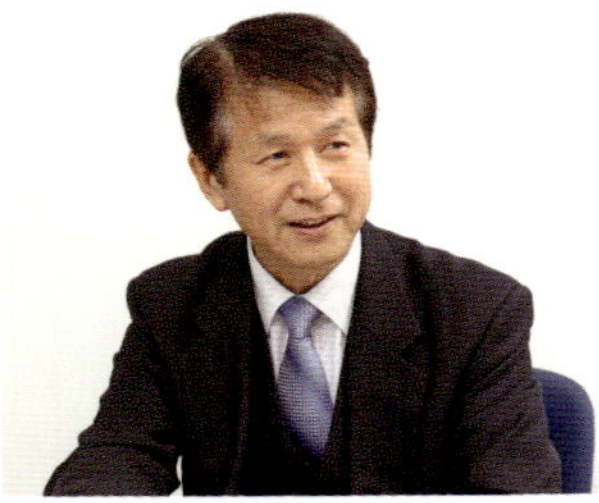

国立大学法人高知大学 副理事 兼 教授 石川勝美先生
島根県に稲作農家の長男として生まれる。農業を継ぐというより、農業をより良くしたいという思いから大学へ進学。「もっとも効果的な種まき」の普及に取り組んでいる。

て勉強出来るような環境ではなかった。そうした中で、石川先生は独学で勉強に勤《いそ》しみ、大学院まで進学する。

「農業の原点は種まきである」というのが石川先生の持論だ。農業とは種をまき、発芽させ、光合成をしながら生長させ、最終的に我々が食べるものを作る。したがって、種をまくということが農業の出発点であり、そこにいちばん関心があったという。

だが省力多収に繋がる、種まきの技術は、当時の状況を見る限り確立されているとはいえなかった。さまざまな品種はあるが、どうすればもっとも効果的に生産できるかという技術は確立されておらず、研究も十分になされていなかったと石川先生は指摘する。

もともと、中学生の頃から「もっと暮らしを良くしていくような農業をやりたい」、「農業を通じて社会に貢献していきたい」ということを志してきた石川先生は、大学では農業工学を専攻し、生産性の向上や農作業の効率化といったテーマに取り組むことになったが、そこでもやはり種まきという問題に直面した。

種の持つ能力を最大限に発揮させるには、どのような種まきがもっとも効果的であるかと考えた場合、播種《はしゅ》（＊30）分野の知識やノウハウだけでは足りない。育

＊30　播種
作物の種をまくこと。

種（＊31）や栽培法など、幅広い知識を体系的に身に付ける必要があった。そこで、大学院時代はできるだけ、さまざまな分野に関心を持ちながら日々学んでいったという。

言うまでもなく、農業に関連するさまざまな分野の中には、「水」に関する内容も当然含まれている。単に含まれているというより、植物の生育には不可欠であることから、極めて根源的な要素の一つといっていいだろう。農業を通じての社会貢献を志向されている石川先生にとって、水は避けては通れないテーマであった。

一九八六（昭和六一）年に九州大学で農学博士号を取得された石川先生は、その後、宮崎大学を経て、現在の高知大学へ移ることになる。宮崎大学時代には、県内の農業改良普及センターに出向き、ご自身の研究成果を現場の農家に指導することで農作物の増産や作業の効率化を図り、地域農業に貢献してこられたのである。

「蒔《ま》かぬ種は生えぬ」という、実行の大切さを表す諺《ことわざ》がある。

しかし、ただ種をまけば良いというものではない。種まきということを科学的

＊31　育種
生物の中の遺伝的に優良なものを交配させ、有益な品種を育成すること。品種改良とほぼ同義。

に考えていくと、種の種類や大きさによって土に植える深さなどが決まり、土壌の栄養分や含水率によって発芽や生長のスピードが変わってくる。

石川先生の研究によれば、例えば稲や麦の場合、もし水田に直接種をまく「直《じか》まき」で行なうのであれば、田一反（約一〇〇〇㎡）当たり一五㎝程度の密条で約六kgの種をまくのがもっとも効果的であったという。こうした研究には、結果が出るまで一〇～二〇年という非常に長い時間がかかる。大学という一定の環境下では毎回実験に成功していたとしても、実際の現場ではそれぞれ環境が異なるため、一つひとつ状況を織り込んだ上で数値を設定していかなければならず、実験と同様の結果を再現するのが難しい場合も少なくない。

石川先生はこの「もっとも効果的な種まき」の開発・普及に取り組み、現場の農家にやり方を指導して回った。長時間にわたって歩き回った揚げ句、疲労で倒れられたこともあったというが、そうした経験を踏まえて、石川先生は次のような教訓を得たと語っている。

「単に研究だけで終わるものなら、大学で実験して、論文を書いて、提出すればそれでいい。しかし、研究成果を実用化するためには、現場まで行ってみなければ、肝心なことは何もわからない……」

しかし、当時は、大学内ではそうした石川先生のやり方は異端視され、現場地域の農業改良普及センターの職員からも「こんなに自治体や農家に溶け込んで研究される人は珍しい」と言われたという。それでも、石川先生は信念に従って、現場を回りながらの指導を続けていった。

石川先生の指導した種まきの方法は、当初は稲や小麦を対象と考えていたが、やがて大豆の場合にも効果的であることが判明した。そのことを「日本農業新聞(九州版)」の紙面で紹介されたことで、石川先生は一躍名を知られるようになった。さらに、種まき用の機械の試作品を学生と一緒に手作りで開発されており、これは後に農機メーカーで製品化されている。

機械での種まきの成功から二年ほどで、収量についても満足のいく結果が出た。大豆での成功体験に続いて、同一耕地での稲と小麦の二毛作(＊32)にも成功。同じ年の九月に小麦、三月に稲を植えて、いずれも生産者にとって収益が出るだけの収量があったという。

この二毛作に挑戦するにあたって、石川先生は初めて「機能水」という考え方に到達する。

それまでは「水は水」でしかないという考え方であったが、ここに至ってつい

＊32　二毛作
同じ耕地で、一年に二種類の異なる作物を栽培すること。同じ作物を作る場合は二期作という。

ふるさと人国記

農業・稲作

うまい米と超早場麦

コメの消費量がピークを迎えた昭和三十七年、国民一人当たり、年間百十八㌔を食べていた。それが、六十二年には七十二㌔まで減ってしまった。戦後、増産に増産を重ねたコメも、四十三年には需給のバランスが取れたものの、わずか二年後にはコメ余り現象が現れた。

いつごろからか、食味が問われるようになった。いわゆるコメの味。コメ余りで消費者に選択の幅が広がったためで、それまで、より多くの収量と等級アップという外観の品質を高めることに主眼を置いていた研究も、方向修正を迫られた。

県総合農業試験場では、いち早く食味を品種改良の重点項目に入れていた。それが「南海102号」の完成となって実を結ぼうとしている。

途中から研究を引き継いだ育種科長の八木忠之（四四）が背景を説明する。

「自主流通米の比率を六〇%にするという国の方針で、各県がうまいコメづくりを始めている。しかし、二十年以上もうまいコメとして君臨しているコシヒカリに勝るコメづくりは、並大抵の努力では出来ない。県ではすでに十年前から、早生の『黄金晴（こがねばれ）』と極早生のコシヒカリをかけ合わせる交配を始め、ようやく特性が固定した」

コシヒカリは、味は最高に良いものの、病気に弱く、倒れやすいため、台風や機械による農法に適さない。味はそのままで、背朔期の腰の強い特性を伸ばしていったのが「南海102号」だ。食味はどうか。

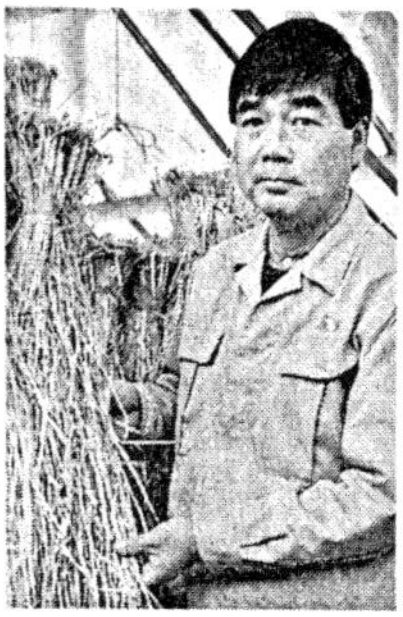

食味　八木　忠之

八木は大学卒業と同時に農水省に入り、新潟県にある北陸農業試験場に赴任した。そこで十年間、コシヒカリの研究に没頭した。五十九年、正式に本県職員となってから、北陸農試の経験が役に立ち、「粘り、光沢、香りのどれを取っても、コシヒカリに勝るとも劣らない」と言われる品種を作った。

「南海102号」がどれだけ普及するかは未知数だが、「稲作は九州からスタートした。九州で改良されたコメが日本人の口に合わないはずはない」と、自信のほどをのぞかせる。

コシヒカリ人気で早期水稲地帯が広がっていく一方で、裏作との時期の競合が問題化している。裏作は換金作物の栽培、土地の休養になくてはならない。宮崎大農学部助手の石川勝美（三五）らが、超早場米の裏作に合うよう時期をずらしたムギの研究から、〝超早場麦〟が生まれた。

通常、小麦は十一月下旬に種をまき、翌年五月下旬に収穫する。ところが早期水稲は、三月に田植えをするため、二月から準備を始めなければならない。完全に裏作と競合する。

「九月まき、翌年一月収穫」の小麦の品種選びに三年間を費やした。そして、北海道や東北の一部で栽培され、乾燥になじむ硬質小麦と西日本一帯で栽培されている軟質小麦から各一品種を選んだ。

ムギは、通常の秋まきと逆に春まきの性質も備えている。〝超早場麦〟は、種を低温処理することで人工的に冬を越させ、春まきの性質を発揮させる。

実験は、大学農場のほか清武町で有機農法を実践している川越義正（三六）にも依頼した。

「農家の採算が十分に合うよう、収量の目安を十㌃当たり五百㌔以上に置いた。今年一月、初めての収穫で目安をクリアした。特にパンの原料として需要が多いが、輸入ものに頼っている硬質系が成功したのは大きな意味を持つ。生産者もコメ離れを意識して、ムギには強い関心を示しているところだ」

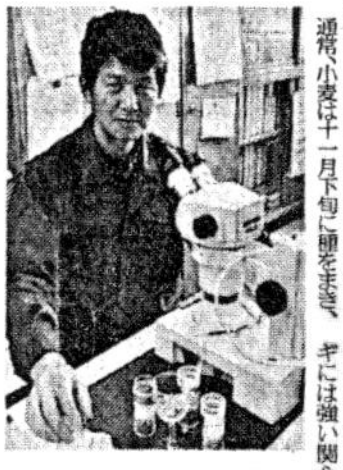

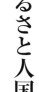

超早場麦　石川　勝美

観光地の島根県津和野町の出身。実家は農家。子供のころから自然とかかわってきた。九大農学部大学院から五十三年に宮崎大に来て、田んぼや畑の中に入っていく喜びも知った。専攻は農業機械だが、いつも生産者のもとへ出かけて行き、「農協や普及所職員よりよく来る」と農家の評判も高い。

〝超早場麦〟の生産が確立すると、早期水稲地帯の拡大が一段と進む。「最終的には農家の喜びになるような研究がしたい」。石川の願いがまた一歩前進した。

（敬称略）

1989（平成元）年2月5日（日曜日）付「読売新聞」

に「どんな水でも良いというものではない」ということに気付いたのだという。そこで、実験室で用いられる「蒸留水」や「純水」など、いろいろな水を試してみたが、どうにも上手くいかない。それまでに三〇年近くかけてひたすら研究してきたのに、「たかが水」のためにつまずくことになって、改めて水環境の重要性に気付かされたと石川先生は言う。

石川先生がこのとき使用したのは、水道水をベースに、「麦飯石《ばくはんせき》」と呼ばれる石英斑岩《せきえいはんがん》の一種と、超音波を用いて水質改善を行なったものであった。さらに石川先生は、この麦飯石を用いた「機能水」を廃鶏《はいけい》（＊33）に与えたところ、一カ月ほどで再び卵を産むようになる――という実験結果を得た。

このニワトリが死んでから解剖してみると、内臓機能にも明らかな変化が確認できたという。この一件は「日本農業新聞」にも紹介されている。植物だけではなく、動物においても「たかが水」のもたらす影響は非常に大きいということを、このとき石川先生は実感したのである。

自ら工夫したこの「機能水」によって、宮崎県での地域農業に貢献を果たした石川先生は、それから間もなく高知大学へ転勤することになった。

＊33　**廃鶏**
加齢などにより卵を産まなくなったニワトリ。

高知県へ赴任されてからも、石川先生は引き続き研究成果を現場で応用することで地域農業の発展に尽くしてこられた。当初は宮崎大学時代と同じ麦飯石と超音波による「機能水」を使用してきたが、農作物と水との相性というものがあり、必ずしも万能ではなかった。そこで、石川先生は初めて電解水の研究に取り組むことになる。一九九五（平成七）年のことであった。

石川先生が最初に使用した電解水は、我々日本トリムとは別のメーカー製の整水器であった。最初の頃は、半ば手さぐりのような状態で、いろいろなやり方を組み合わせた「機能水」を試してみたという。

電解水、磁場水、電波水、超音波水、セラミック処理を施した水、トルマリン水……。

石川先生によれば、電解水には二つの欠点があったという。

一つは、電極のプラスとマイナスにはそれぞれ反対極のイオンが集まってくるが、電極の周りにイオンが付着しすぎると、電極が力を発揮できなくなるということ。もう一つは、水中に溶存するさまざまな成分がイオンの状態から凝固して沈殿してしまうと、せっかくの成分が生かされないということである。

後者については、苦労してその土地と農作物に合わせて専用に調整して水の中に入れた養分が、電解したばかりに使えなくなってしまうということも実際にあった［なお、現在、日本トリム製の整水器では「ダブル・オートチェンジ・クロスライン方式」（図表4－1）を採用しており、かつて石川先生を悩ませた他社製の電解装置の問題点はほぼ完全にクリアされている］。

思い付く限り、ありとあらゆる「機能水」を試していた石川先生が、ついに日本トリムと出会うことになったのは、二〇一一（平成二三）年のことであった。初めて接触したのは、高知県南国市に本社を置く日本トリムのグループ企業、株式会社トリムエレクトリックマシナリーで当時代表取締役社長を務めていた、奥田健一（現・監査役）だ。

奥田は高知大学まで石川先生を訪問し、「電解水素水」について熱心に説明した。すでに電解水やさまざまな「機能水」を研究してきたベースのある石川先生だけに、奥田の説明に対する理解は早く、話を聞いただけで「これは、よそとは明らかに違う。もしかして、これならいけるのではないか……？」と直感したという。トリムグループがそれまでに臺灣大學や東北大学農学部などと共同研究を進めてきたという実績や、それらの研究成果をオープンにして逐一発表していたことも、石川先生の直感を裏付けることになった。

図表4-1 ダブル・オートチェンジ・クロスライン方式

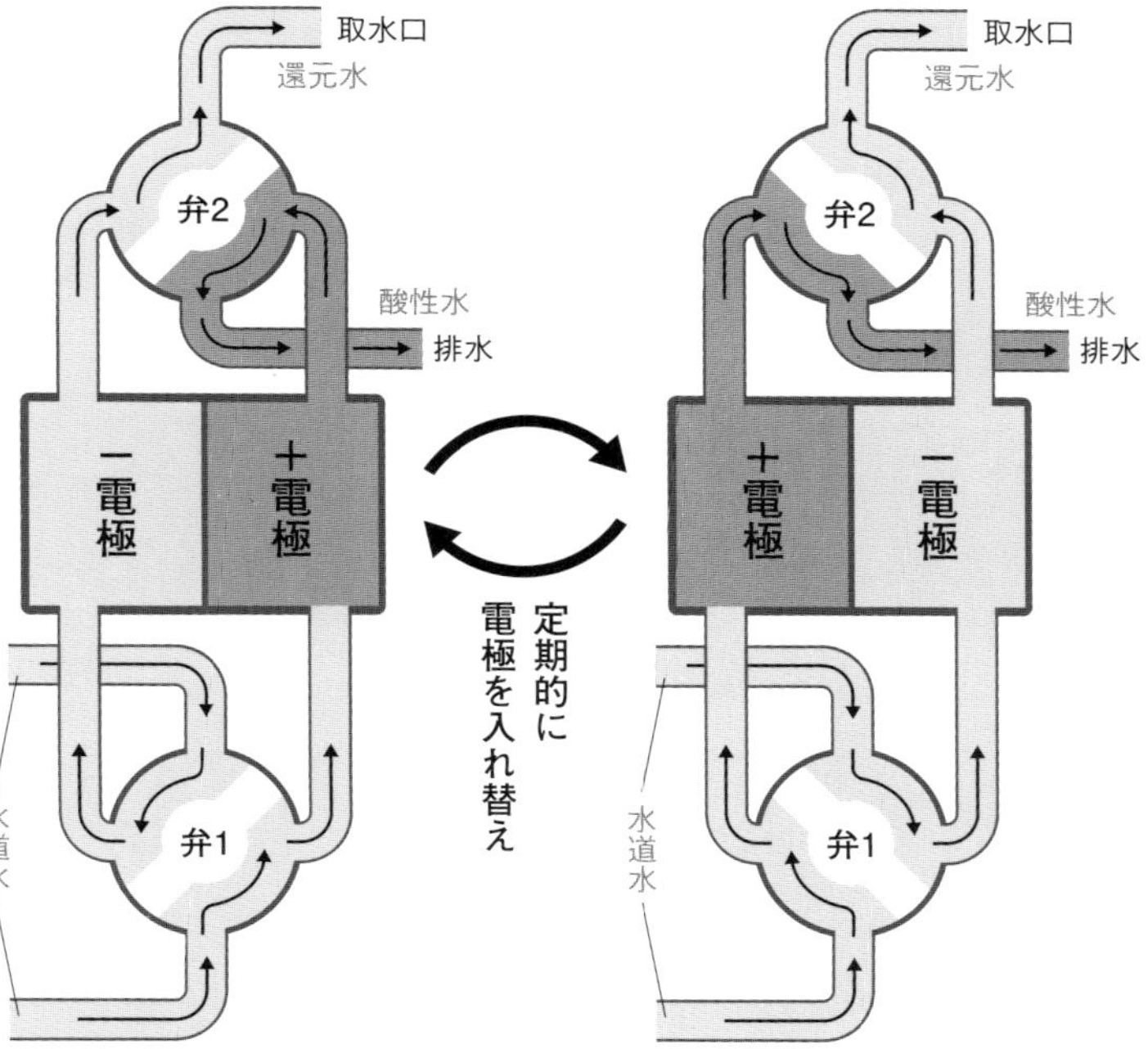

電解水素水整水器は水を電気分解して電解水素水を生成するが、生成時に水の中に含まれているミネラル等が電極に引き寄せられてメッキ状態になる。電極にミネラルがたくさん付着すると生成ができなくなる。電解水素水整水器は常に電極をきれいに保つため、ダブル・オートチェンジ・クロスライン方式を採用しているので安定した性能で長時間使用することができる。

トリムグループがそれまで研究してきたのは「健康」や「医療」といった分野であった。それを農業に展開するということは、「植物のことも同じように考えている」、「生命というものを大事に考えている」という姿勢であり、それはとても大切なことだと石川先生は思ったそうだ。

また、我々の整水器が電解水素水の生成に添加剤（＊34）は一切使用しないということも、石川先生の印象を好ましいものとしたようだ。他社の整水器では電解の反応が上手くいくように水にさまざまな添加剤を加えていることが多く、それらの薬品類は有害ではないにしろ、農作物の生長にどの程度の影響を与えるかについては必ずしも深く考慮されていなかった。それに比べて、日本トリム製の整水器には、そうした「わけのわからないもの」は決して加えない、という強い姿勢が感じられ、そこに感銘を受けたと石川先生は言う。

当然、水素は発生するが、石川先生がこれまでに手掛けてこられた機能水と共通する点として、電気的なエネルギーを与えられており、水素結合という非常に多くのエネルギーを持っている。

少々余談になるが――通常の水、H_2Oというのは分子量が一八しかない。にもかかわらず、一〇〇℃で沸騰したり、〇℃で凍ったりするというのは、他の物質

＊34　添加剤
ある素材に少量の成分を加えることで、その素材の安定性や物理性状を改善する機能を持つ薬剤のこと。

では考えられないことだという。普段の我々は、あまりにもそういう水の性質に慣れてしまっているので、改めて考えることはしない。しかし、石川先生のように本当に水で苦労されている方は、それこそ本当に水を大事にしている。

今でこそ水道水は当たり前だが、昔は水道水などなかった。水道法が施行されたのが一九五七（昭和三二）年、僅か六〇年余り前のことにすぎない。それまでは井戸水が当たり前だった。石川先生も幼少期、初めて「蛇口をひねると水が出る」という環境に感動したという。

その後、高度経済成長期を境に水の利用が質量ともに大きく転換した。水道水には多量の塩素（＊35）が投入されることになり、その結果、消費者側では匂いや味の問題や健康の問題、発がん性物質の問題など、さまざまな問題に直面することになった。そうした中で、消費者のほうから「おいしい水」、「健康に良い水」といったニーズが生まれてきたのである。

石川先生は、水に電気的なエネルギーを加えることで、何らかの付加価値が生じるのではないかと考えているという。そして、最初の出会いから四年後の二〇一五（平成二七）年には、日本トリムと高知大学の間で連携協定が締結された。

これは産学協働の取り組みであり、ここで初めて「還元野菜整水器」が導入さ

＊35　塩素
水によく溶け、酸化力が強く、毒性が強い。空気中に微量でも存在していると、人体に影響があり高濃度では呼吸困難となる。水道水の消毒に使用されており、水道法の規定で、各家庭の蛇口で一ℓ当たり〇・一mg以上の濃度を保つように規定されている。

れ、一定の成果が求められることになった。とはいえ、幸い大学内のハウスの中での実験結果も成果が上がっており、また農業技術センターでも実際に使ってみて効果が出てきている。さらに、詳しくは後述するが、南国市内のＪＡでも効果が認められている。

こうして、ある程度根拠が出来上がった上での連携協定であった。

この「還元野菜整水器」の水を用いて栽培した農作物は、いずれも生長が速く、実が大きく、味が良いなどの特徴が挙げられている。これをブランド化して、最終的には農業者の所得向上に繋げるというのが今後の取り組みとなっていく。そのためには産学協働だけではなく、高知県という官との連携が不可欠となる。

こうした各方面との連携体制を構築するまでには、口幅《くちはば》ったいようだが我々日本トリムも微力を尽くしている。その結果、二〇一一年頃から各方面で整水器を導入する動きが少しずつスタートしていっている。

「還元野菜整水器」の電解水素水は、間違いなく再現性を持った機能水であるが、これを広く普及していくためには、「自分としても、強い気持ちを持たなければならないと思う」と石川先生は語る。

「還元野菜整水器」の開発は、利益を優先するばかりでなく、生命を水によって確保しながら、健康寿命というものを考えてやっていくという、強い意志がなければ決してできないことだ。我々もこの水に対する強い思いと確信がなければ、絶対にできないと考えている。

水素結合による、その他の働きがない場合、ただ単にH_2O単体だけでは、水の本来の力は引き出せない。もし単体のものが水に多いとすると、機能が低下するということになる。だからこそ、他の物質と大きく異なる水の性質（水の特異性）に関わる水素結合等の水の機能性に注目して、水の機能を高めることが必要なのだということがわかってきた。

水が持つイオンの中にある成分も非常に大切で、ほんの少し成分が変化するだけでも水の構造が変わってくるし、生体への働きも大きい。だから、成分が大きく変化しない水道の水をベースにしている日本トリムの水というのは、大前提としては正解だろうと石川先生は指摘する。

もともと生命が誕生したのは海からであり、長い歴史の中で人類の進化に繋がっている。その歴史を見ても、水の機能がもたらした影響は多大であることがわかるはずだ。

水素結合というのも重要なポイントである。電解水素水にはさまざまなイオンが溶存しており、それらのpH（＊36）値は高すぎても低すぎても農作物に好ましくない影響を及ぼすことになる。

今後、研究を進めていく中で、pH値の高低であるとか、電荷の量であるとか、それらの関係性が明らかになってくれば、農業の未来を変えるような活用法が見いだされるかもしれない——と石川先生は考えているそうだ。

行政と協力、日本の農業を「水」から変える

日本の農業を「水」から変えようという取り組みは、企業と大学——我々日本トリムと高知大学の産学協働だけで実現することは極めて困難である。実際の生産に携わる民間の農家の理解も必要であり、さらに、この国の農業政策を推進する行政との協力体制を構築することによって、初めて実現に向けての第一歩を踏み出すことができるのだ。

高知県において、日本トリムと共にこの取り組みを推進しているのが、ＪＡ南国市が出資する農業生産法人の株式会社南国スタイルである。南国スタイルでは、全国の農業生産法人に先駆けて、電解水素水の生産現場への導入を積極的に

＊36 pH 水溶液中の水素イオン濃度を表す指数。

推進している。

日本トリムと南国スタイルの出会いは、まだ株式会社南国スタイルとして設立される以前の二〇一一年、同じ南国市内に所在する株式会社トリムエレクトリックマシナリーの当時の社長であった奥田が、ＪＡ南国市の職員であった中村文隆氏（現・南国スタイル専務取締役）を訪ねたことがきっかけだった。ただし、偶然ながらこれよりも以前に、中村氏は日本トリム製の家庭用整水器を購入していただいており、厳密にはＢtoＢ（企業対企業）のビジネスパートナーとなるよりも先に、一ユーザーとしてすでにお付き合いがあったことがわかった。中村氏は当時を振り返って言う。

「私たち南国スタイルが設立されたのは二〇一二（平成二四）年四月二日。それより少し前、二〇〇八（平成二〇）年頃に、高知県内に当時一五～一六団体あったＪＡ（農業協同組合）の上部組織である高知中央会が『一〇年後の各ＪＡの将来像』というテーマでシミュレーションを行なったことがありました。

その結果、各ＪＡとも農業従事者数や農業産出額の落ち込みが予測されたのですが、中でもＪＡ南国市は落ち込みがもっとも大きく、ほぼ半減するという予測が出ました。

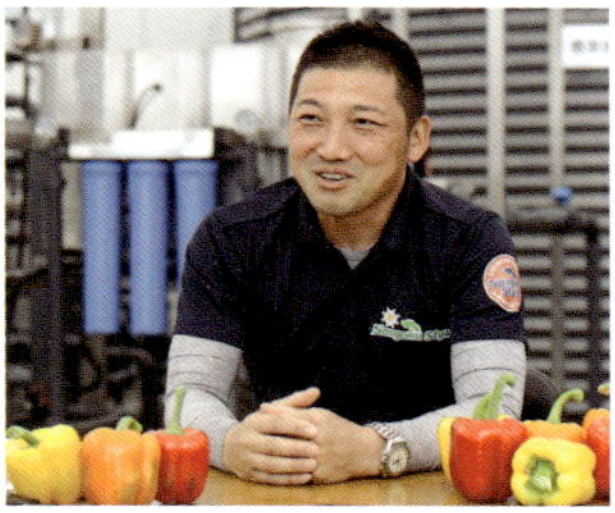

株式会社南国スタイル　専務取締役
中村文隆氏
二〇〇〇（平成一二）年にＪＡ南国市に入社。二〇一二（平成二四）年にＪＡ南国市が出資する南国スタイルに出向。現在、専務取締役。

そこで、これは何とかしなければいかん、ということで、『地域の耕作放棄地（＊37）の解消』、『次世代を担う農業従事者の育成』という二大目的のために南国スタイルを立ち上げることにしたのです」

中村氏の実家は両親とも公務員であり、中村氏自身もともと農業の仕事に就くつもりはなかったそうだが、祖父母が農家を営んでいたことから、少年時代にはしばしば農作業の手伝いに駆り出されたのだという。祖父母からはしきりに「農家を継げ」と言われ、中村氏も祖父母が一生懸命農作業をしている姿が嫌いではなかったので、大学は農学部に進学した。

二〇〇〇（平成一二）年の卒業後は、特に他に就職活動をしていなかったという個人的事情もあったが、たまたま帰省時に募集していたＪＡ南国市の面接を受け、就職することになった。

ＪＡの仕事は、ＪＡバンクやＪＡ共済といった金融・保険業務などもあって多岐にわたるが、中村氏は農学部出身という経歴と、将来は就農したいという希望から、地域の現場を回る営農指導員（＊38）という農家にいちばん近い職種を選んだ。現在もＪＡからの出向職員という立場であるが、南国スタイルの設立時から一貫してこの仕事を続けてこられたという。

＊37　耕作放棄地
高齢化や過疎化による人手不足などで、過去一年間耕作されたことがなく、今後数年の間に再び耕作する意思のない農地。遊休農地。

＊38　営農指導員
農業の技術・経営や農畜産物販売について農家の相談相手になり、指導を行なう。「営農指導員はＪＡの顔」といわれるように、ＪＡと農家を結ぶパイプとして重要な役割を果たしている。

奥田がＪＡ南国市を訪ねた時、対応した中村氏は「正直に言って、胡散臭《うさんくさ》い話だと思った」という。

水を変えたくらいで農業生産が劇的に変わるはずはない、という過去の経験に根差した固定観念もあった。

電解水素水の農業利用については、その時点で北海道や和歌山県で試験的に導入実績があると奥田から聞かされたが、いずれも高知県とは気象条件も土壌条件もまったく異なる地域であり、めぼしいデータもなかったのであまり参考にはならないと思ったそうだ。

また、「電解水素水」という用語についてインターネットで検索すると、日本トリムを名指しこそしていなかったものの、その効果を謳うような良い記事ばかりだとは言えなかった。

ところが――まったくの偶然ながら、中村氏の奥様がアトピー性皮膚炎を患われており、その治療のためさまざまな機材を購入されていた。その機材の中に日本トリム製の家庭用整水器「ＴＩ－８０００」もあった。電解水素水は、劇的に効いたというわけではなかったが、少なくとも症状が緩和・改善されるという効果を奥様が認めており、中村氏もやや認識を改めることになった。

そこで、最初の訪問の翌年、南国スタイルが設立されたのを機に、奥田の提案を受け入れて試験的に現場に導入してみることになったという。

結果は、予想を大きく上回るものであった。

当時、南国スタイルでは試験区を設け、酸性水を利用して農作物の病虫害（＊39）を予防するという実験を行なっていたのだが、電解処理によって酸性水を作ると、反対側の電極からアルカリ性の還元水（＝電解水素水）ができる。これをただ捨ててしまうのはもったいないということで、もう一つ別の試験区を設けてそちらでは電解水素水を用いた実験をすることになった。

このことからもわかるように、そもそもは酸性水との比較実験の対象にすぎなかったのだが――いざ蓋を開けてみると、電解水素水で育てた農作物の生育スピードは驚くほど速く、大きな差が認められたのである。

さらに、収穫した作物（最初の実験ではネギであった）の収量や個々の重量にも明らかな差があった。電解水素水を用いたほうのネギは、平均して二割前後量が多く、大きくて重みもある立派なものになった。

一方の酸性水を使った試験区ではこれといった成果が上がらなかったので、次回からは電解水素水利用に切り替え、ネギ以外の農作物も試しながら何度か実証

＊39 病虫害
病原菌や害虫による作物などの被害。

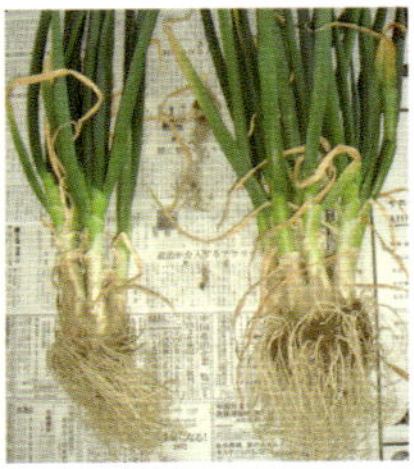
水道水　電解水素水

水道水と電解水素水で育てた農作物の根の発育の違い。

実験を繰り返すことになった。そして、最終的には、電解水素水を農業用に本格導入することが決定したのである。

中村氏はこの実験結果には大いに満足したが、その反面、「どうしてそうなるのか?」という理由がわからないことに何かもやもやした感情が残ったという。そこで、この「どうして」を徹底的に解明すべく、さらなる実験と検証に乗り出すことになる。

南国市内にある高知大学農学部や、高知県の農業技術センターにこの話を持ち込むと、前者では前述した石川勝美先生がいらっしゃったお蔭で話がスムーズに進んだものの、後者はこの話を初めて聞いたときの中村氏と同様の胡散臭げな反応であったという。ともあれ、高知大学と共同研究の話がまとまり、さらに高知県との調整を進めていった。

そして、二〇一五年七月には、高知県庁の知事室で関係者が一堂に会する機会を持つことができた。このとき集まった関係者は、高知県知事の尾﨑正直氏、南国市市長（当時）橋詰壽人氏、高知大学学長（当時）脇口宏氏、JA南国市代表理事組合長の高田幸一氏、そして日本トリムからは社長である私、という五人のメンバーであった。この五者間で共同研究の調印式を執り行ない、現在は高知県

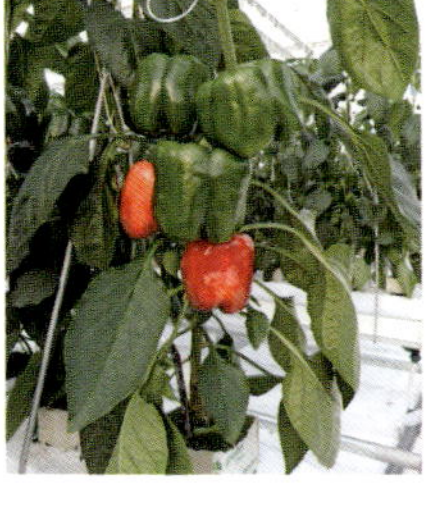

電解水素水で育てた農作物を「還元野菜」としてブランド化し、販売していく方針に決まった。

の産業振興計画の中でアクションプランの一つとして稼働している。

中村氏によれば、南国スタイルでは将来的に電解水素水で育てた農作物を「還元野菜」としてブランド化し、育てていくというプランを温めているという。

当初は、せっかく産学官の共同研究がまとまったのだから、正式にエビデンスを得てからブランド化するという方針も検討されたが、エビデンスを得るには長い時間と労力がかかる。ならば、共同研究は引き続き行なうとして、ブランド化を先行しようという方針にまとまりつつあるそうだ。

南国スタイルの掲げる数値目標としては、還元野菜は従来の二〇％程度高い価格帯に設定し、例えば一般の市場価格が一〇〇円なら一二〇円で販売することをめざすという。

やや割高となる価格設定の根拠としては、野菜の成分分析表示を行ない、例えばβカロテンやビタミンCなどの栄養分が通常の水道水栽培野菜よりも豊富に含まれ、抗酸化活性も高いという事実をアピールすることで、説得力を持たせることが可能だ。

「もともと、高知県は全国的に見ても平均所得が低い県なんです。私たちが南国スタイルを立ち上げた平成二四年度の総務省統計局のデータによれば、全国のサラリーマンの平均所得が約四五〇万円だったのに対して、高知県のサラリーマンは約三五〇万円。しかも、同じ年の高知県の農家一戸当たりの平均所得は約一八六万円という驚くべき結果でした。

農業従事者が減少している理由として、『親が子どもに農業を継がせたくないと考えている』ということがありましたが、それも無理もない話だと思いました。ですから、生産農家の所得をアップさせるということは、私たちの重要なミッションであり、還元野菜はそのための強力な武器になると期待しております」と中村氏は言う。還元野菜のブランド化は、単に販売単価を高く設定できるだけではない。電解水素水を使用する農法では、生育スピードが速く、使用する肥料も少なくてすむため、生産コストを低減することもできる。その結果、総合的な面でも農家の所得向上に貢献できるのだという。

しかし、こうした取り組みが一朝一夕にしてできあがったわけではなかった。

二〇一四年、前出の奥田らが農業振興部を訪ね、「この電解水素水の取り組みをもっと県全体に広げたい。さらに全国に広げるためにもっともっと協力していただきたい」という話をした。ところが、この時は、双方の認識にずれがあったため、その後、何度も話し合いを行なっている。このように、官民の連携は最初の頃にはぎくしゃくすることもあったが、お互いの歩み寄りと誠意によって、どうにか先へ先へと進んでいったのである。

元高知県職員で、現在、株式会社トリムエレクトリックマシナリー代表取締役会長を務めている味元の記憶によれば、前出の還元野菜のプロジェクトに関しても、元は高知県からの提案だったという。このアイデアは味元が奥田を訪ねてきた二〇一五年四月に最初の提案が出され、前述の通り同年七月に県・市・JA・大学・当社の五者で連携協定を締結することになったのである。

高知県はもともと農業県であり、生産額自体は年間一〇〇〇億円弱とそれほど大きくはないものの、施設園芸については全国でも有数の県といわれ、優れた技術力を持っている。ただ、高齢化が進み、次世代の担い手がなかなかいない中で、どんどん産地が縮小していき、生産力も、市場への供給量も縮小の一途をたどっている。

親が子どもに農業を継がせたがらない。将来がない……。そうした背景があって、南国スタイルが推進しているような農業従事者の所得アップ、規模の拡大に

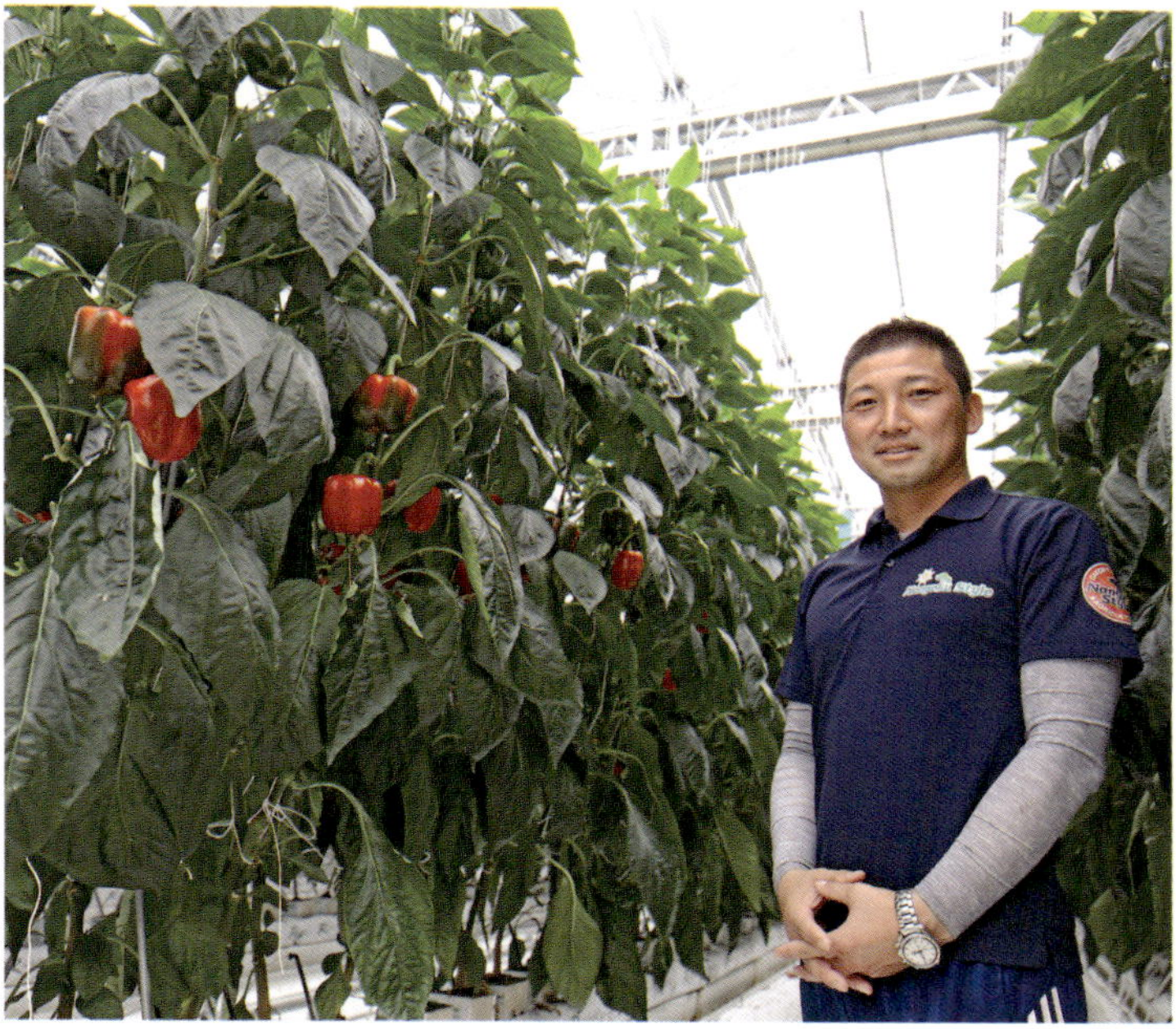

向けたさまざまな取り組みが始まっていた。

味元が農業振興部長となったのはちょうどそんな時期であり、前出の「高知県次世代施設園芸団地」という新しい施設を建設するのと同時に、既存のハウス栽培を行なっている農家に対しては、オランダで開発された環境制御技術の導入支援をすることによって、現状の施設のままで収益を上げられるようにする取り組みも行なわれた。この二つの施策を実施するに際しては、いわゆる抵抗勢力との対立も少なからずあったらしいが、味元は粛々として職務を全うしたようだ。

いずれにせよ、我々日本トリムの技術や製品が高知県の農業振興に寄与することができ、今後、同様の悩みを抱える他の地方自治体にとって、可能性を示唆するものになったとすれば幸いである。

水の農業改革

高知大学の石川勝美先生によれば、近年騒がれているさまざまな環境問題は人間ばかりではなく、植物にも確実に大きなストレスを与えているという。ここでも、キーとなるのはやはり「水」だ。

例えば、酸化ストレスに弱い水を使っている場合、植物も病気になりやすくなる。

植物は光合成を行ない、光エネルギーを使って水と大気中の二酸化炭素から炭水化物を合成しているが、水を分解する過程で発生する酸素を大気中に放出している。正確には、植物が体内に取り込んだ水の分子（H_2O）を光分解して、分離した酸素分子（O_2）を体外に放出するわけだ。このことから、植物は動物とは逆に「二酸化炭素を吸って酸素を吐き出している」と誤解している人がいるかもしれないが、それは間違いだ。植物もまた動物と同じように呼吸を行なっており、「酸素を吸って二酸化炭素を吐き出している」のである。

呼吸にせよ光合成にせよ、植物が生きていく上で必要不可欠なことであり、それらを行なう際には否応なく酸素を利用しなければならないことになる。呼吸や光合成の過程においても、植物はさまざまなストレスを受けているのだが、このストレスに打ち勝ってエネルギーを生み出し続けなければ生きてはいけないのだから、植物のほうも実は命懸けである。すでに述べた通り、酸素とは本質的には猛毒なのであり、植物も酸化すれば枯れる――すなわち死ぬ。

特に農作物の場合、植物の世話は人間の仕事であるから、できるだけ良い水環境を整えることで農作物の水についてのストレスを緩和してやらなければならない。

石川先生は、その際に水にも地球的規模による環境問題によって大きなストレスがかかっていることを指摘されている。それが、水そのものに対する酸化ストレスである。そして、水の酸化ストレスを緩和するものこそ、水素の持つ抗酸化作用である。

植物が光合成を完了して酸素を体外に排出する際、体内には分離された水素が残る。この水素が、呼吸によって取り込まれた酸素に対して抗酸化作用を発揮するわけだが、電解によって機能を高められた電解水素水を用いることで、体内に残る水素の量が増え、活動も活性化されるのではないかと考えられる。

これが、農作物の生育に好ましい影響をもたらしているのではないだろうか。逆に、酸化ストレスに弱い水を用いると、体内で発生する水素の量が少ないために抗酸化作用も不十分となり、その結果、植物がストレスに負けてしまうのだ。

水素が効くとはいっても、例えば、水素イオンのような形で外部から植物に噴霧したところで効果は薄い。ほんの一瞬、体表面に水素が付着したとしても、すぐにどこかへ行ってしまうだろう。やはり、植物自身の体内で生成された水素でなければダメなのだ。だからこそ、水素そのものではなく、「水」という形で与える必要があるのである。

石川先生は言う。

「私たちはつい、生物というものを第一に考えてしまいますが、そもそも生命活動において生物という形態は最後に来るものです。

では、最初は何かといえば、電気化学的な反応です。原初の海の中で生命が誕生した時、いちばん初めに起こったのは電気信号のような化学反応であったといわれています。それが何億年、何十億年という歳月の中で周囲のさまざまな物質と反応しながら、徐々に原始生命体のようなものに変化していきました。

このとき、周囲の環境が整っていると、ちょっとした変化でも非常に大きな影響をもたらします。そういう意味でも、電解——電気エネルギーによる水の分解というプロセスを踏むことは非常に重要だと考えていますし、『水素には抗酸化作用があるから、水素をたくさん与えればいい』というものではなく、水を電解した結果として、水素が発生するということに意味があるのだと考えています」

我々はやはりビジネスであるため、どうしても原理の解明よりも目に見える現象としての効果を重視しがちだ。だから、ついつい「理屈はともかく、現実に効果があるんだから、それを利用しない手はない」と短絡的に考えてしまうものだが、さすがに専門家の意見は傾聴に値する。

実際、これまでにもいくつかの実験によって、バブリングなどの手法で単純に水素の溶存量だけを増やした水素水よりも、電解によって水素を発生させた電解水素水のほうが、抗酸化作用をはじめとするさまざまな機能が高いことはすでに証明されている。

農業利用という観点から水の機能について考えてみると、地球環境の変化、例えば温暖化や砂漠化、大気汚染や土壌汚染などの影響によって、植物も多大なストレスを感じているはずだ。しかし、これが案外、わかっているようで実はわかっていないことが多いのだと、石川先生は指摘する。

人間が水を飲む場合、水道水もあれば地下水もあり、ペットボトル入りの飲料水もある。それらは安全性であるとか、おいしい・まずいという味であるなど、そういう基準で判断されている。飲み水であれば、おいしい水や健康に良い水の指標というのはある程度決まっている。ただし、それはあくまで人間が飲むことを前提とした指標でしかない。人間が飲んでおいしい、健康に良いとされるペットボトル入りの飲料水が、植物にとっても良い水であるかどうかは別問題だ。

何ごとも人間中心に偏りすぎるとバランスを崩しやすいのではないか、と石川先生は言う。適度な濃度を持つ酸素や二酸化炭素、バランスの取れたミネラルなどの成分もあったほうが、総合的に植物の生育にとって良い水だというのである。

また、近年は農作物の栄養価についても関心が高まっている。すでに一〇年以上前から指摘されていることだが、「最近の野菜は、昔に比べて栄養価が低くなっているのではないか」と警鐘を鳴らす声が聞かれるようになってきた。実際にこれを調べた学術報告書などもあり、確かにβカロテンや鉄分など、野菜に含まれる栄養価が軒並み下がってきているというデータもある。

この問題についても、石川先生は「水を変えることで、変わり得る」との考えを示している。

高知県に限らず、現在流通している野菜はハウス栽培が中心だが、これは化学肥料を過信しすぎているため、土そのものの力が衰えているのだという。本来は、pHや酸化還元電位（＊40）といった「土の力」を示す基準値があるのだが、日本全国の生産地を調べてみると、この基準値を満たしているところはそれほど多くはない。その結果、さらに肥料に頼るという悪循環が生じている。

確かに肥料も重要だが、その肥料を生かすも殺すも水次第である。これは南国スタイルの中村文隆氏も指摘しているが、肥料の養分を効果的に引き出す水を使用することで、肥料の使用量を減らしても収量を維持することができるのだという。

＊40 **酸化還元電位**
ＯＲＰ／Oxidation-Reduction Potential。物質の酸化力または還元力の強さを示す尺度。

結果的に肥料にかかるコストを削減できれば、野菜の単価を下げても売上をペイできることになり、消費者にとっても安い値段で野菜が買えるようになる。これは誰の損にもならない話だ。折しも、本書を執筆している二〇一八年春は、前年秋からの野菜の高騰が騒がれているが、それも水を変えることによって解決の糸口がつかめるかもしれない。

少々脱線したが、要は、土が弱ってくると農作物の栄養価も下がり、収量も落ち込む。その弱った土で収量を維持しようとするから、化学肥料の使用量も増えるし、コストが嵩《かさ》んで農家の経営を圧迫し、価格が高騰して消費者の負担も増すことになっているのである。

では、水を変えただけで何故それが改善できるのか。石川先生は、「土を元気にする」という表現を使っている。水を変えたことによって土の中の成分が変化し、さらに眠っていた養分が溶け出すなど、土が本来持っていた力を引き出すことができるからだという。

論より証拠――前述の南国スタイルで行なわれた試験がそれを証明している。三年間の試験で三年とも結果が伴っているのだから、疑う余地はないと石川先生は強調する。

「かつては『生命を繋ぐ水』ということで、とにかく水があればそれで生き延びられる。だから水の機能がどうとか考える余裕はありませんでした。しかし、近代化によって水が安定供給されるようになると、逆に水に対する関心が薄れてきているように感じます。

健康寿命というような考え方が謳《うた》われている現在だからこそ、『水を通して、本当に健康になれるんだ』ということを伝えていく、とても大きな使命があると思っています。そういう意味で、植物というのは非常に正直ですよ。水を変えただけで、根の張り方などがまったく変わってきますから……」

石川先生をはじめとする高知大学農学部の協力を得て、高知県の農業は今、変革期を迎えつつある。南国スタイルを中心とする農業の現場で日々行なわれている農業改革への取り組みは、この国の農業政策にとって大きな福音をもたらすに違いないと私は確信している。現在進行中である、高知県主導の「還元野菜プロジェクト」の成功を、我々日本トリムとしても心から願ってやまない。

第五章

動物たちの生命の育みをもっと豊かに
～畜産の世界で注目される電解水素水～

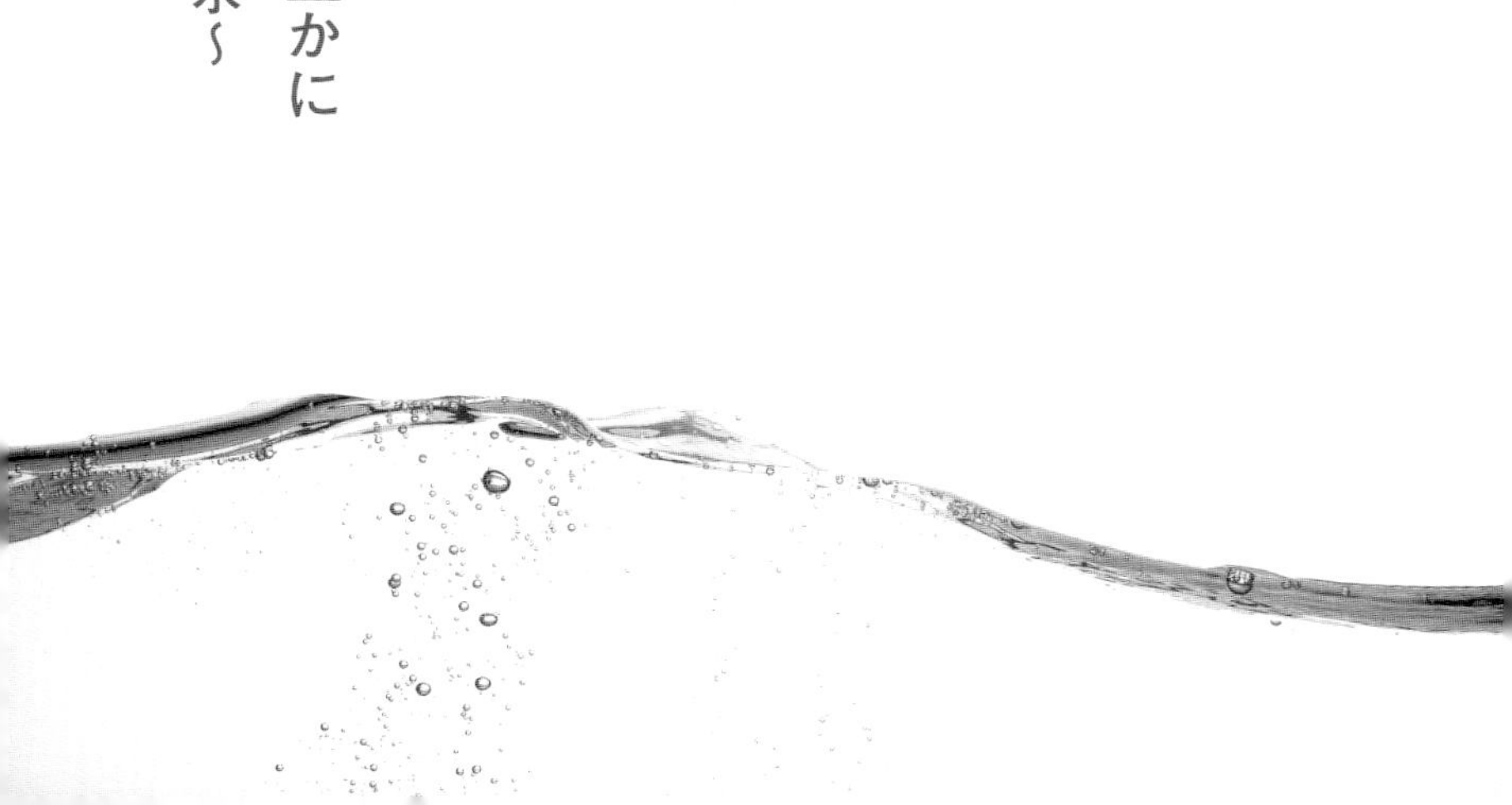

畜産業における電解水素水の役割

人間が飲んで健康に良い水であれば、動物に飲ませても良い影響が出るはずだ――そんな、言ってみれば単純な思い付きから、我々が畜産業に電解水素水を導入する取り組みをスタートしたのは、それほど古い話ではない。最初は二〇一五（平成二七）年頃、帯広畜産大学フィールド科学センターにおいて、一一頭の乳牛に対して試験的に電解水素水を飲用水として与えたのが始まりである。これに一定の手応えを感じた我々は、畜産業や、獣医学の分野において、電解水素水のさらなる活用の可能性を見いだした。

もともと、医療分野での研究でマウスやラットなどの実験動物に電解水素水を飲ませることは行なわれていたし、高知大学では農作物に対する電解水素水の効果について研究が続けられていた。こうした経緯からも、獣医学及び畜産業の分野において電解水素水を導入することは、ごく自然な成り行きと言ってよかった。

人間に身近な家畜としては、イヌ・ネコなどの愛玩動物の他、ブタ・ウシ・ニワトリやヒツジ・ウサギなど肉や卵や毛皮を生産目的に飼養する動物もいるが、電解水素水の本格的な飲用実験が最初に導入されることになったのは、そのうちのどれでもなく、競走用動物であるサラブレッド種のウマである。そして、ウマに対する電解水素水の効果について長年研究を続けてきたのが、現在、山口大学共同獣医学部教授である佐々木直樹先生である。

佐々木先生が電解水素水に関する日本トリムとの共同研究に着手されたのは、二〇一五（平成二七）年、国立大学法人帯広畜産大学において臨床獣医学研究部門大動物外科学研究室准教授を務めておられた時期であった。

大動物外科学研究室はその名の通り大型の動物を扱う部門であり、その内訳はウマが約八〇％、ウシが約二〇％の割合である。ウマには、サラブレッドなどの軽種馬だけでなく、ばん馬（＊41）のような重種馬も含まれる。

佐々木先生の専門分野はウマの消化管機能障害に関する診断治療法の研究であり、この他、整形外科を中心とする再生医療研究も手掛けられている。日頃は動物病院で診療する傍ら、大学での講義実習及び研究を行なっていたという。

中学生時代には早くも獣医師を志していたという佐々木先生は、国立大学法人岩手大学農学部獣医学科を卒業して獣医師の国家資格を取得すると、特殊法人日本中央競馬会（ＪＲＡ）に入会して栗東トレーニング・センター（滋賀県栗東市）や美浦トレーニング・センター（茨城県稲敷郡美浦村）に付設する競走馬診

＊41　ばん馬
体重一ｔ以上になる大型種のウマ。北海道では「ばんえい競馬」と呼ばれるソリのレースも開催されている。

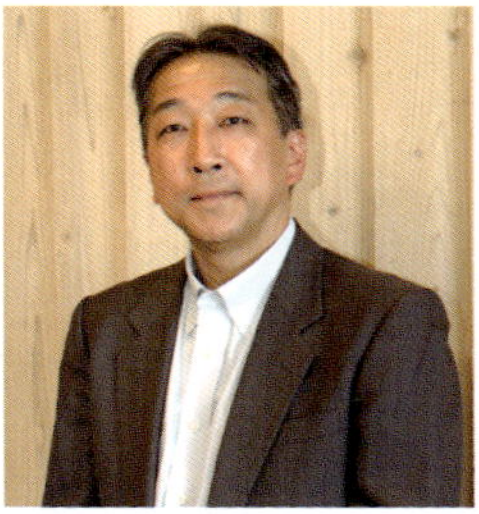

山口大学 共同獣医学部 教授
佐々木直樹先生
専門分野はウマの消化管機能障害に関する診断治療法の研究であり、この他、整形外科を中心とする再生医療研究も手掛けている。日頃は動物病院で診療する傍ら、大学での講義実習及び研究を行なっている。

療所勤務を経て、二〇〇三（平成一五）年四月より帯広畜産大学に移った。

佐々木先生はＪＲＡ時代にも一時期、栃木県宇都宮市にある競走馬総合研究所の臨床医学研究室に籍を置いていたことがあり、競走馬の消化管機能障害の研究などはこの時代にベースが築かれたものだ。競走馬診療所では、レースや調教などで日常的に起こる骨折治療をはじめとする外科診療が主な業務であったが、ウマという動物は消化器系の病気が非常に多いため、こちらについても当時から熱心に研究を続けてこられたという。

ウマの内臓疾患に関しては岩手大学の研究室時代から研究していた佐々木先生は、ＪＲＡに入ってすぐ、原因不明の食欲不振に陥るウマが非常に多いということに気付き、その主な原因はどうやら胃潰瘍（＊42）であるらしいということを突き止められた。

当時はウマの胃潰瘍についてはあまり知られておらず、整腸剤や漢方薬の健胃剤（＊43）などを処方するのがもっぱらの治療法であったが、ちょうど同じ時期、光学機器・電子機器メーカーであるオリンパス光学工業株式会社（現・オリンパス株式会社）で長さ三ｍという特製の内視鏡（＊44）（一般的な人間用の内視鏡は長さ一・五ｍ前後である）が開発された。佐々木先生がこの内視鏡を用いて検査

＊42　**胃潰瘍**
ウマの胃潰瘍は「沈黙の潰瘍（silent ulcer）」とも呼ばれており、運動器疾患のように目に見える症状がないので、注目されることはなかった。

＊43　**健胃剤**
胃の運動や胃液の分泌を促進させる薬剤の総称。食欲不振・消化不良に用いる。また、胃酸を補う酸剤もある。

＊44　**内視鏡**
体内を観察するための光学系医療器具。先端に小型カメラ（ＣＣＤ）またはレンズを内蔵した太さ一㎝程の細長い管を口や鼻、あるいは肛門などより挿入し、食道、胃、十二指腸や大腸の内部を観察し、時には治療を行なうもの。

してみたところ、ようやくウマの胃潰瘍の病態が明らかになってきた。

実は、この佐々木先生の研究以前から、食欲不振のウマに対しては「静脈内注射点滴」という治療法が導入されていた。これは五〇〇ml～一ℓほどの電解水に胃液剤やビタミン剤を混入したもので、治療する側は疲労回復の効果を期待して処方していたのだが、この点滴を行なうといくらか体調が改善することは獣医師の間で経験として知られていた。

しかし、佐々木先生は「これはどうも、疲労だけが原因ではなさそうだ。もしかすると、胃が関係しているのでは……？」という疑いを抱いていたという。

佐々木先生の研究とほぼ同時期にはアメリカの獣医学会でも研究が進められ、「ウマの食欲不振は胃潰瘍が原因」ということが一般に認知されるようになってきた。後に大掛かりな調査が行なわれた結果、特に競走馬の場合は約九〇％以上が胃潰瘍を患っていることがわかったという。

人間の胃潰瘍の場合、その原因は粘膜保護作用の低下によって防御因子（＊45）が低下することで生じるものとされ、その要因として暴飲暴食や過度のストレス、あるいはヘリコバクター・ピロリ（ピロリ菌）の感染による胃酸の分泌過多

＊45　防御因子
胃は胃粘膜を守る「防御因子」と、それを攻撃する胃酸などの「攻撃因子」がバランスよく釣り合っていることで健康な状態が保たれている。これが、さまざまな要因によってそのバランスが崩れると、「防御因子」の働きが弱まり、代わりに「攻撃因子」の働きが強まる。その結果、胃酸が胃粘膜を攻撃し、胃が傷つけられることで胃痛や胃潰瘍が起こる。

などが挙げられる。これに対して、ウマの胃潰瘍については、人間で言うところの「逆流性食道炎（＊46）」に近いと考えられると佐々木先生は語る。

もちろん、ウマもデリケートな生き物であり、調教やレースで速く走らされたり、ムチで強く叩かれたり、また地方遠征時などに狭い馬運車で長時間輸送されたりと、さまざまなストレスにさらされることはあるだろう。だが、もしそれらの心身のストレスによって胃潰瘍になるのだとすれば、胃の下側にある「腺部」と呼ばれる部分にも潰瘍が発生するはずだと佐々木先生は指摘する。ところが、実際のウマの胃潰瘍は、胃の上側にある「無腺部」に集中しているのだという。

ここで、ウマの胃の構造図をご覧いただきたい（図表5－1）。

赤い部分が腺部、白い部分が無腺部であり、その境界をヒダ状縁と呼ぶ。簡単に言えば、腺部とは、胃酸から胃壁の粘膜を防護する粘液が分泌されている部分である。無腺部にはこの防護粘液を分泌する機能がないため、胃酸が触れるとたちまち胃壁の粘膜が冒されてしまう。これが胃潰瘍となるわけだ。

同じ大動物であるウシの場合、胃は一般によく知られているように四つある。この四つの胃で「反芻《はんすう》」と呼ばれる段階的な消化活動を行ない、食べ物を消化・吸収しているのである。だが、ウマは人間と同じく胃を一つしか持っていない。

＊46　逆流性食道炎
強い酸性の胃液や胃で消化される途中の食物が、食道に逆流して炎症を起こし、胸焼けや胸の痛みなどさまざまな症状が生じる病気。

図表5-1　ウマの胃の構造図

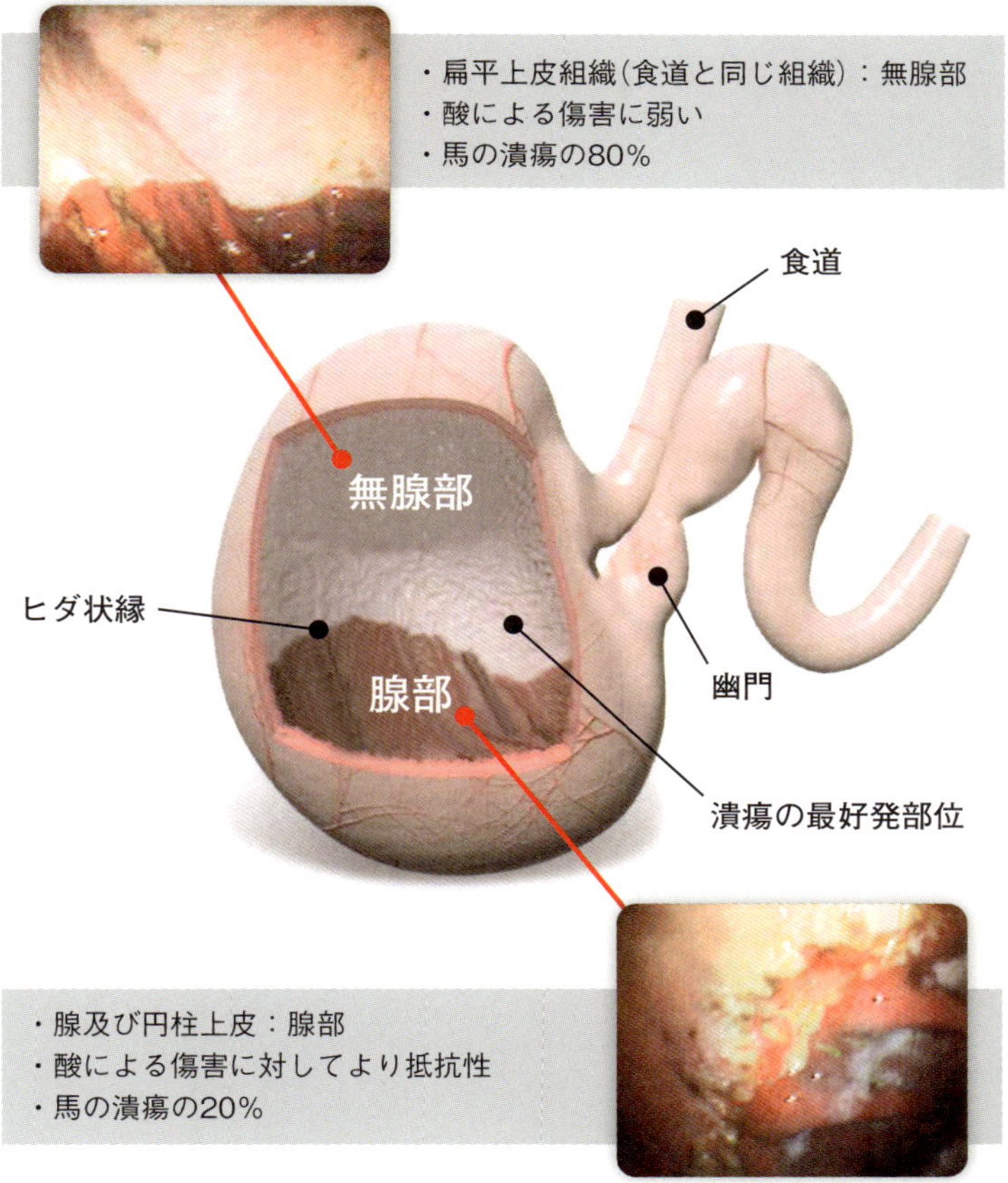

これについて佐々木先生は、「我々研究者の間では、ウマの胃は、いわば進化の途中にあるのではないかと考えられています」と説明している。

ウマの胃液は、pH値が一程度の強酸性を帯びている。pH値とは水溶液中の水素イオンの酸性・アルカリ性の度合いを示すもので、一〜一四まであり、七を中性として、数値が低ければ酸性、高くなればアルカリ性を示している。人間の胃液は通常一〜一・五であるから、ウマの胃液は人間と比べてもより強い酸性を示していることになる。

この胃液は通常、防護粘液を分泌する胃の下側の腺部に溜《た》まっているので、胃壁は粘液によって常に保護されている。無論、強酸性の胃液はやがて防護粘液をも突破して胃壁まで達するが、胃酸で胃壁が溶けるよりも胃壁の細胞粘膜が再生するスピードのほうが速いため、このバランスが保たれている限り胃潰瘍が生じることはない。だが、何らかの原因で胃液が無腺部の胃壁に直接触れると、胃酸に冒された細胞の修復が間に合わず、その酸化ストレスによって胃潰瘍が生じるというメカニズムである。

では、胃の下側に溜まっている胃液が、胃の上側にある無腺部まで上がってくるのは何故か？

佐々木先生はこれを、激しい運動によるものだと解説する。ウマの胃の中に圧やpH値の変化を測定するバルーンと呼ばれる器具を入れた状態でトレーニングを行なう「バルーンスタディー」によれば、トレーニング後のウマの胃では上側の無腺部で急激なpH値の降下が確認されており、科学的に証明されているのだという。激しい運動を行なうと、胃の周囲を取り巻く腸（人間と同じ大腸・小腸の他、草食動物であるウマには結腸と呼ばれる臓器もある）が前後左右に動き、胃を圧迫することになる。これにより、胃液が逆流して無腺部にぶつかるわけである。

したがって、激しい運動を行なうウマほど胃潰瘍の罹患率《りかん》（＊47）が高くなる。極限のスピードを争う競走馬、高い障害物を飛越する障害馬などは特に高く、前述のように約九〇％以上に達する。また、乗馬クラブなどである程度のスピードで走ることを要求される乗用馬もこれに次ぎ、約七〇％がそうだといわれている。逆に、放牧地などで自由に歩いたり走ったりしているウマ、乗馬の中でも観光地などで人が引いてゆったり歩かせる程度の運動量である乗用馬は、品種としては同種のウマであっても、胃潰瘍になるものはほとんどいないと、佐々木先生は言う。

「おそらく、シマウマなどの野生馬でも胃潰瘍になるものは少ないだろうと推測

＊47　罹患率
一定期間内に発生した患者数をそれに対応する人口で割ったもので、疾病の発生率ともいう。

されます。彼らは、例えばライオンなどの外敵に襲われたときにはそれこそ必死で走って逃げるでしょうが、それは瞬間的なものであって、常に追われ続け、逃げ続けているわけではありませんから」

問題となるのは、実際に胃潰瘍になってしまったウマをいかにして治療するかだ。既存の治療法として、胃液剤やビタミン剤を混入した電解水を用いた静脈内注射点滴の有効性がある程度認められていたことは前述した。その後、ウマの胃潰瘍の病態が徐々に解明されつつある中で、佐々木先生は日本トリムとの出会いを通じて、電解水素水をウマの胃潰瘍治療に導入する方法を思い付くことになる。

日本トリムと佐々木先生との出会いは、二〇一五（平成二七）年四月のことであった。

電解水素水が競走馬のパフォーマンスの維持をサポート

胃潰瘍発生のメカニズムを考えると、pH値の低いウマの胃液の強酸性がその一因となっていることは明らかである。ならば、このpH値を少しでも高めて、アルカリ性に寄せることができれば、症状の改善に繋がるはずだ——というようなことを佐々木先生は考えた。

ただ、pH値を高めるといっても、具体的にはどうすればよいか。

我々日本トリムがアプローチしたのは、ちょうど佐々木先生がそんなお悩みを抱えていた時期であった。

帯広畜産大学より佐々木先生を紹介された当社MD（メディカル・ディバイス）室の室長である樺山繁は、我々の電解水素水を用いたラットの動物実験のデータを提示しながら、「これはウマに対しても効果があるのではないか？」という我々のアイデアを提案した。佐々木先生はこのとき、「もし、ここに示された抗酸化のデータが科学的に正しいのであれば、ウマの胃潰瘍に対しても効果があるかもしれない……」と思ったという。

競走馬の場合、通常は厩舎《きゅうしゃ》のある現地で汲み上げた地下水が与えられている。JRA所属馬の場合、美浦トレーニング・センターや栗東トレーニング・センターなどでは地下水を与えており、都心部に位置する大井競馬場などでは水道水を与えられることもある。基本的には、「汚れた古い水はあまり飲まないので、毎日新しい水に替えて、できるだけきれいな水を飲ませるようにしている」という程度で、水質や成分などにはそれほどこだわりを持っていないそうだ。特にミネラルなどの成分を与える場合は、飲み水にではなく、サプリメントとして餌の飼い葉に混ぜて与えるのが一般的だ。そもそも、「健康改善のために飲み水を変える」という発想がなかったのである。

佐々木先生はもともとＪＲＡ時代から、競走馬の食欲不振を改善するには普段からpH値を上げてアルカリ性に寄せていくことが重要なのではないかと考えていた。それは、激しいレース後に休養放牧に出した競走馬が、リラックスした状態で厩舎に戻ってくるのを何度も見てきたからだ。食欲が回復した競走馬は、再びレースで高いパフォーマンスを発揮することになる。

さらに、樺山の示したデータの通り電解水素水に抗酸化作用があるのであれば、酸化ストレスによる胃潰瘍の発生を抑制することもできるだろうと考えたという。電解水素水自体の持つ抗酸化作用によってpH値が上がれば、腺部から分泌される粘膜の防護機能も高まり、結果として胃潰瘍を少なくすることができるかもしれない――と。

かくして、帯広畜産大学と日本トリムとの共同研究がスタートした。

研究はまず、二つのグループに分けたウマにそれぞれ「水道水」と「電解水素水」を飲用させ、胃潰瘍に対して飲み水はどのような影響をもたらすのかを調べる実験から始まった。

具体的な手順としては、以下のようになる。

①健康なウマ（胃潰瘍スコア：グレード一）を実験用に五頭用意する

②五頭を二つのグループに分け、一方に水道水、他方に電解水素水を二週間飲ませ続ける

③二週間目に、胃潰瘍を人為的に生じさせる薬剤（炎症剤）を投与する

④それからさらに二週間、②と同様に水道水か電解水素水を飲ませ続け、内視鏡検査を行なう

⑤二カ月間の休薬期間を空ける

⑥この五頭を、前回とは逆の組み合わせで電解水素水か水道水を二週間飲ませ続ける

⑦二週間目に、胃潰瘍を人為的に生じさせる薬剤を投与する

⑧さらに二週間、⑥と同様に水道水か電解水素水を飲ませ続け、内視鏡検査を行なう

この手法は「ランダマイズド・コントロールド・トライアル（無作為化比較試験）」と呼ばれ、グループ分けに研究者の主観が入り込まないため、得られた結

果は信頼性が高いとされている。

このときの実験では、薬剤投与前の胃潰瘍スコアがグレード一（正常な粘膜上皮、または発赤や角化も含める）であったウマに対して、薬剤を用いて人為的に胃潰瘍を発症させたわけだが、水道水を飲ませたグループのウマが薬剤投与から二週間後にグレード三～四（中央値：三）であったのに対し、電解水素水を飲ませたグループのウマではグレード一～二（中央値：二）という結果が出た（図表5－2）。ちなみに、グレード二は「直径八㎜未満の小さな単発性または小さな多発性の潰瘍」、グレード三は「直径八㎜以上の大きな単発性または大きな多発性の潰瘍」となり、グレード四では「深部潰瘍形成を伴い、広範でしばしば癒合した潰瘍」（写真）となる。

水道水のグループでは全体に症状が重く、中にはかなり重篤化したウマもいたのに対して、電解水素水のグループでは全体に症状が軽微で、中にはほとんど正常なままのウマもいた。これほど明確な差が出たにもかかわらず、佐々木先生はさして意外でもなさそうに次のように言っている。

「樺山さんが見せてくれた、ラットの動物実験のデータを見たときから、おそらくこれくらいの差が出るだろうという直感はありました」

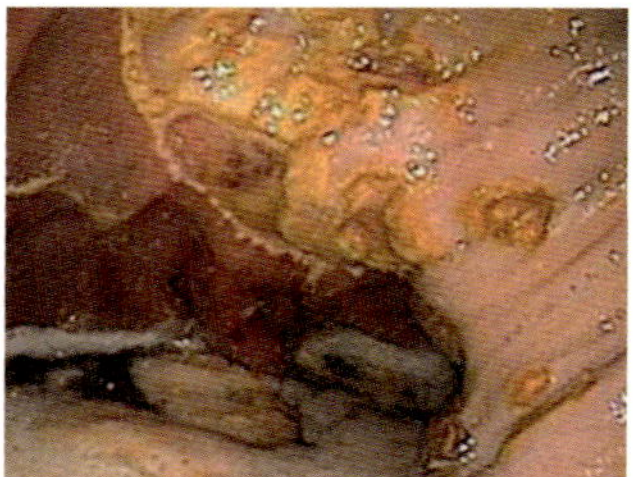
重篤な胃潰瘍

図表5-2　飲み水が及ぼす胃潰瘍への影響

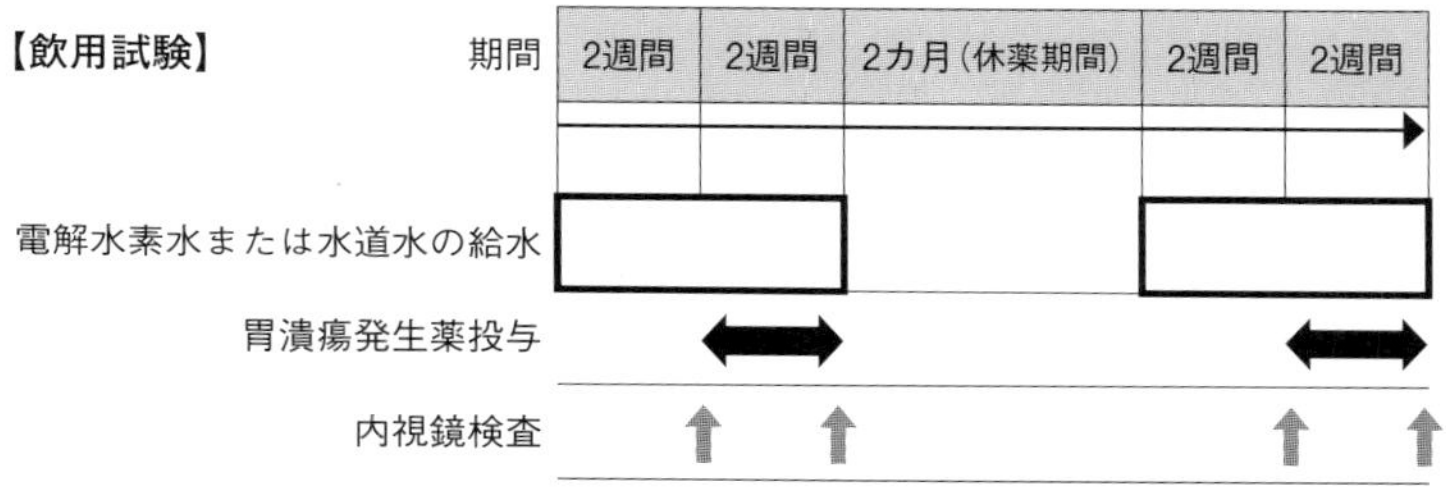

	水道水（コントロール）		電解水素水	
	薬投与前 胃潰瘍スコア	薬投与後 胃潰瘍スコア	薬投与前 胃潰瘍スコア	薬投与後 胃潰瘍スコア
No.1	1	3	1	2
No.2	1	3	1	2
No.3	1	4	1	1
No.4	1	3	1	2
No.5	1	3	1	1
中央値	1	3	1	2

胃潰瘍スコア（グレード1～4）について

グレード1：正常な粘膜上皮、または発赤や角化も含める

グレード2：直径8mm未満の小さな単発性または小さな多発性の潰瘍

グレード3：直径8mm以上の大きな単発性または大きな多発性の潰瘍

グレード4：深部潰瘍形成を伴い、広範でしばしば癒合した潰瘍

電解水素水を飲用することで、あらかじめ胃液のpH値を上げておき、さらに水自体の持つ抗酸化作用の働きで胃潰瘍の発症を抑制する。この二つが組み合わさって実験結果のような効果をもたらしたのだろうと佐々木先生は指摘する。

この実験の結果は二〇一六年六月発行の『ＪＶＭ獣医畜産新報』（Vol.69 No.6）に「馬の非ステロイド系抗炎症薬誘発胃潰瘍に対する電解水素水飲水の予防効果」と題する論文として発表され、獣医学会・畜産業界の双方から注目を集めた。

そして、次に行なわれた実験では、競走馬のパフォーマンス低下の原因の一つである「食欲低下」に対する電解水素水の飲用効果が検証された。

競走馬の食欲の度合いを競馬用語で「カイ食いがいい、悪い」などと表現するが、これは競走馬の体調を示すバロメーターの一つとされている。「カイ食いが落ちると、毛ヅヤが悪くなり、馬体重が減る。スタミナが落ちてバテやすくなる……」などとよく言われる。

そうした体調の良し悪しは当然、競走成績の良し悪しにも関わってくると考えられている。

これらの現象については、必ずしも科学的に相関関係が証明されているわけではないが、少なくとも調教師や厩務員など競馬関係者の間ではそのような共通認識があるという。佐々木先生も「走るスピードなどに関係するのかは不明だが、食欲が増せば、運動パフォーマンスも自然に向上するはずだ」と分析している。

今回の被験体となったのは、いずれも大井競馬場に所属する現役の競走馬一六頭である。このうち九頭に一カ月間電解水素水を飲ませ、残り七頭には水道水を飲ませた。そして、レース三日前に行なわれる最終調教である追い切り調教前後、及びレース出走前後の食欲スコアを評価した（図表5－3）。

食欲スコアの評価という実験にしたのは、被験体が現役の競走馬であるだけに、ストレスのかかる調査方法を避けたのだという。胃潰瘍の患部を診る程度であればものの二～三分で済むとはいえ、長さ三mもの内視鏡を胃の中に入れたり、麻酔なしで鼻から胃カメラを入れたりするのは、ウマにとっても負担がかかる（麻酔薬は競馬法で定められた禁止薬物に該当するため、現役の競走馬に使用することはできない）。そこで、できるだけ侵襲《しんしゅう》（＊48）の少ない方法で調査するのが望ましいと考えられた。

当然のことながら、胃潰瘍を発症したウマは食欲が低下しているはずであり、逆に言えば、食欲のあるウマは胃液の逆流が抑えられているという推測が成り立つ。

また、胃潰瘍と競走馬のパフォーマンスの関係については、人間の胃潰瘍治療

＊48　侵襲
手術・怪我・病気・検査などに伴う痛み、発熱、出血、中毒など、肉体の状況を乱す外部からの刺激のこと。

にも使用されている「ＰＰＩ（プロトンポンプ・インヒビター試験薬）」と呼ばれる胃酸分泌を抑制する薬剤があるが、アメリカなどでは、このＰＰＩをウマに使用することでどのような治療効果が得られるかという大々的な臨床試験が実施された。その結果として「胃潰瘍を防止することが競走馬のパフォーマンスを向上させる」ということについてはデータ的に立証されているようだ。

いずれにせよ、電解水素水の飲用による競走馬の食欲の維持——ひいてはパフォーマンスの維持については、この大井競馬場で行なわれた実験によって効果が立証された。

こちらの実験結果については、二〇一七（平成二九）年三月一五日発行の『馬の科学』（Vol.54 No.1）に「大井競馬場競走馬の消化器症状に対する電解水素水の効果」というタイトルの論文として発表された。この『馬の科学』は、佐々木先生もかつて在籍されていたことのあるＪＲＡの競走馬総合研究所の機関誌だ。

競走馬に対するこれらの実験とその結果により、大型動物における電解水素水の飲用効果は、おおむねエビデンスを得たと言っていい段階まで来ている。そこで、今後はこれを踏まえた上で、ウシやブタなどをはじめ、畜産業の分野でもさまざまな形で電解水素水の導入効果が期待されているのである。

図表5-3 競走馬の「食欲低下」を電解水素水が予防

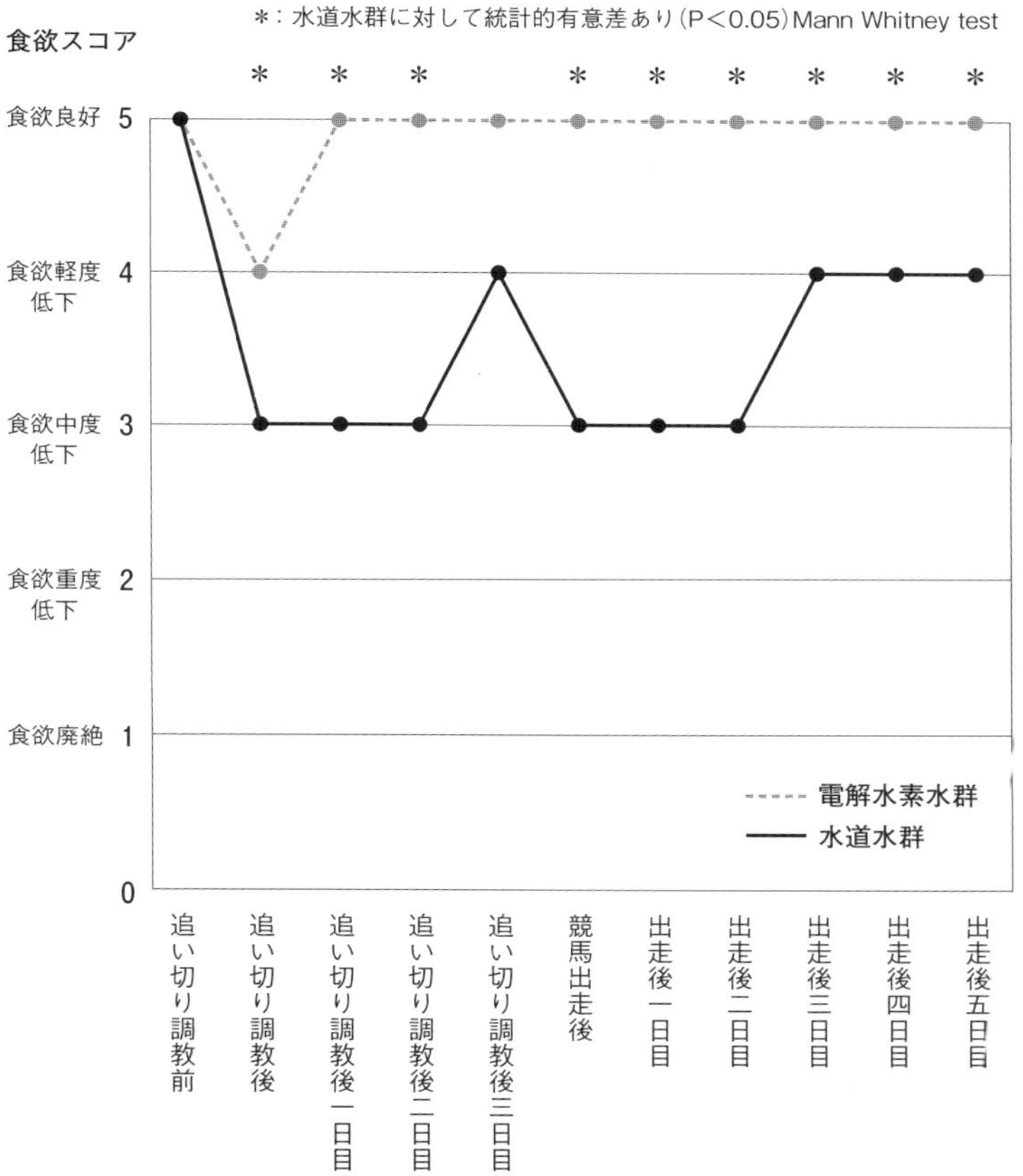

人にも動物にも良い電解水素水を活用

厩舎関係者からは「（電解水素水を飲ませていたら）毛ヅヤが良くなった」という証言も多数報告されており、胃潰瘍や食欲不振などこれまで研究成果として発表されているデータ以外の効果についても、さまざまな形で現場では手応えを感じているようだ。

また、毛ヅヤの変化については、すでに動物実験に用いられるマウスやラットでも同様の報告が見られることから、佐々木先生は今後、予算的に折り合えば、実際に体毛を採取して電子顕微鏡像と毛のミネラル分の調査などを行ない、科学的な裏付けを検証する準備もあるという。

今後に期待することとして、すでにマウスやラットの実験で得られているような血液中の抗酸化物質によるエビデンスに関して、ウマについても同等のレベルでエビデンスを得ることができれば、電解水素水普及の追い風になるに違いない――と佐々木先生は言う。

抗酸化作用が証明されれば、電解水素水を飲用することでもたらされるその他の付帯的な効果についても証明することができる。

佐々木先生は「電解水素水でも同様の効果が得られるはずだ」と語っているが前章までに見てきたように、医療分野や農業分野において、当社の電解水素水は、バブリングなどによる他の水素水に比べて抗酸化作用に優れていることが証明されている。

今後しかるべき研究を行ないデータが整備されれば、競馬業界でも電解水素水の抗酸化作用に関するエビデンスが得られることはまず間違いないだろう。

それと同時に、これらのデータが整備されれば、競馬業界だけに留まらず、養豚や肉用牛など広く畜産業界全般で電解水素水の導入が普及していく可能性は大いにあると我々は確信している。

ウシは前述のように四つの胃を持っているが、ブタはヒトやウマと同様に胃が一つしかないことから、やはりウマのように胃潰瘍に罹患しやすいことが知られている。

ただし、ブタの胃潰瘍の原因は激しい運動によるものではなく、餌として与えられる加工飼料の細粒直径が小さすぎると、流動性が増して無腺部に潰瘍ができるのだという。

また、ブタの場合はウマよりも耐性がないため、胃潰瘍に罹患するといきなり吐血して死んでしまうことも少なくないという。その外見から多くの人が抱いているイメージに反して、ブタは意外にもデリケートでストレスに弱い動物なのである。

吐血して死んだブタの肉は、当然、食用として出荷できないから、養豚農家としては頭の痛い問題と言える。この問題に対して、すでにウマについてはほぼ立証された「電解水素水飲用による胃潰瘍の予防効果」は、こうしたブタの胃潰瘍に悩む養豚系にも期待できると思われる。

ただし――競馬業界の場合でも、胃潰瘍予防や食欲不振の回復といったいわば副次的な効果だけでは、電解水素水ブームと呼べるほどの現象は起きていない。やはり、「競走能力の向上」という絶対的な価値がデータとして求められているのも事実である。それと同じことで、ブタや肉用牛の場合は「肉質の向上」ということが絶対的な価値基準となるだろう。逆に言えば、電解水素水を飲用することで肉質が向上するという確実なデータが証明されれば、間違いなく畜産業界には電解水素水ブームが到来することになるだろう。

――例えば、海外では「地下水を与えることでブタの肉から脂肪分が減り、赤身が増える」という事例も報告されている。

日本人の嗜好《しこう》として、従来は赤身肉よりも脂肪分の多い肉を好む人が多かったが、健康志向が広まるにつれて、近年は脂肪分の少ない肉への需要も増えてきている。そうした個々の嗜好やニーズの変化に対応するという意味からも、単に「おいしい肉」というだけでなく、「おいしくて、しかも健康に良い肉」といった付加価値のある肉が市場で求められるようになってきた。

我々日本トリムでは今後も引き続き、さまざまな動物に対して電解水素水の普及に努めていくつもりだ。それは「人間の健康に良い水は、動物の健康にも良い」という思いだけではない。食肉用の動物、例えばウシやブタが健康であることは、その肉を食べることになる人間の健康にとっても重要だ。

汚染された水や餌で育った動物の体内では汚染物質が濃縮され、その肉を食べた人間にも重大な健康被害を及ぼすことがある。それとは反対に、健康に良い水を飲み、また健康に良い水で育てられた餌を食べて育った動物の肉なら、それを食べる人間の健康にとっても理想的な食べ物となるに違いない。

やはり、水はすべての健康の源なのである。

終章

水を処方する時代がやって来る

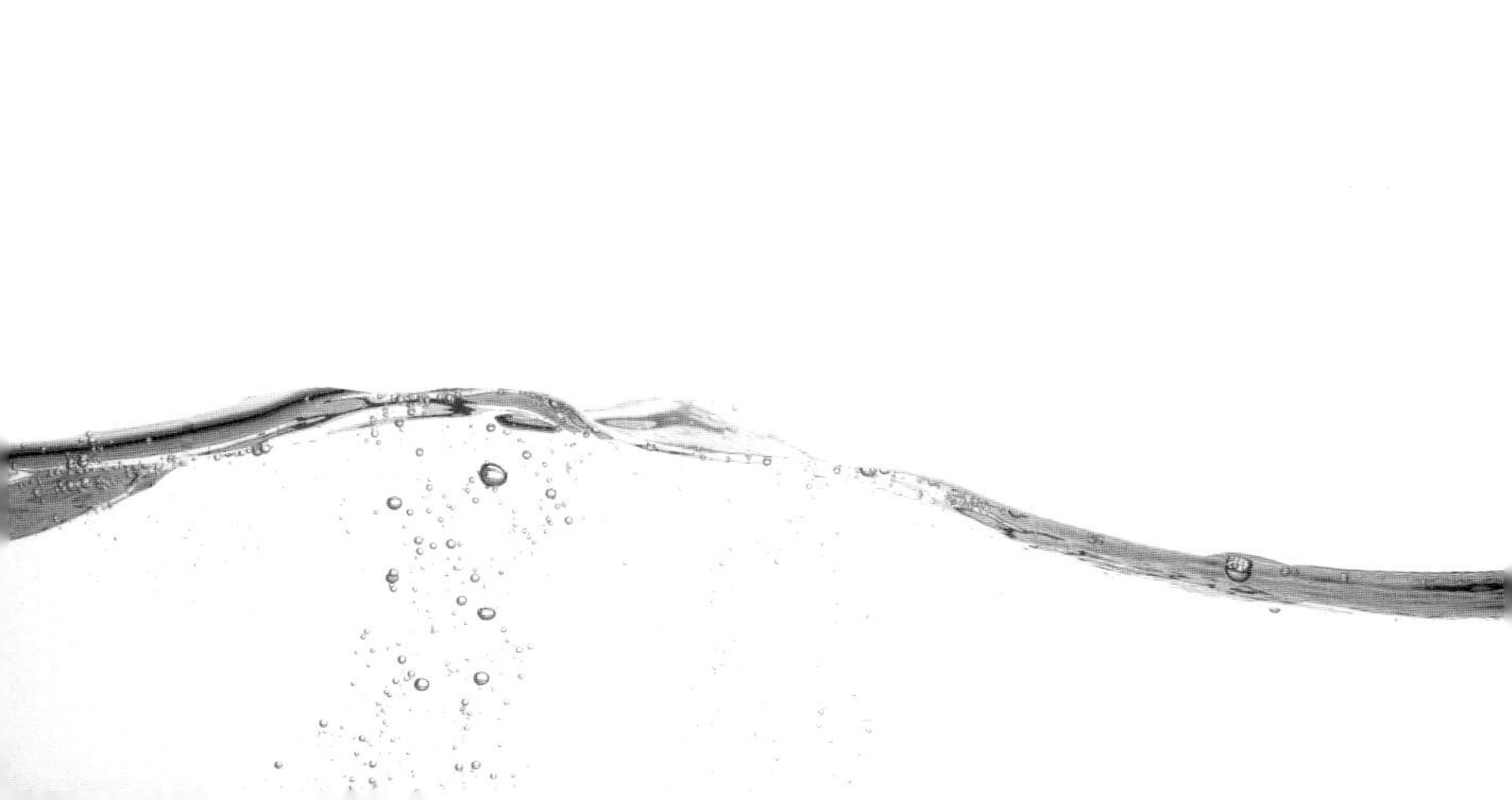

エビデンスこそ最大の武器

「この水には我々の知らない何かがある」

その考えをより深めていた一九九二（平成四）年、協和病院での電解水素水を使用した取り組みが人気番組で取り上げられることとなった。番組は櫻井よしこ氏がニュースキャスターを務める日本テレビ系列の報道番組『NNNきょうの出来事 Sports & News』である。

櫻井氏からは取材後に非常に丁寧なお礼のお手紙をいただいた。

番組の内容は、水素水は糖尿病やアトピー性皮膚炎、そしてがんにも効果がある、というものだった。要するに「魔法の水だから何にでも効く」というものだった。

あの櫻井氏がしっかり取材を行なった上でのニュース番組だから、やはり説得力が違う。放送後の反響はすさまじかった。放送の翌日から当社だけではなく、整水器を扱う他社に対しても注文が殺到した。

これをきっかけに、電解水素水は一躍ブームとなり、次々に他メーカーが新規参入してきた。また、協和病院に対しても電解水素水に関する問い合わせ電話が殺到したそうで、通常業務にも支障が出る有様だったという。河村先生からそんな困窮した状況を聞き、水についての電話問い合わせの対応をするために、日本トリムの社員を電話番として常駐させた。

当時、整水器メーカーは一五～一六社あったと思う。そのすべてが急遽《きゅうきょ》増産に入った。もちろん我々もだ。

そして、ほとんどの会社が翌年から翌々年にかけて工場を増設した。

ところがこのようなバブル状態は長くは続かないものだ。

国民生活センターから薬事法等（＊49）に違反して販売していると業界全体に指導が入った。製品が悪いということではない。「これでがんが治ります」などと言い切る強引な売り方が横行し、消費者からのクレームが増加したのだ。それで摘発されたメーカーも一社や二社ではない。

もちろん当社はそのような売り方はしていない。しかし、この指導がマスコミなどに取り上げられると、急速に売れ行きは落ち込んだ。そして、多くのメーカーが倒産していった。

幸い当社は、この冷え込みを乗り越えることができた。あまりにもすさまじいブームだったので「必ず反動がある」と予測し、増産はしたが工場の増設までは

＊49　薬事法
現・医薬品、医療機器等の品質、有効性及び安全性の確保等に関する法律。

しなかったからだ。

読者の皆さんの中には「水を売るなんて胡散臭い」と思う方もいるかもしれない。そう思われる方には、おそらくこの頃のイメージが強く残っているのだろう。私もいまだにそのイメージが市場から完全に取り除けていないことを知っている。

だから当社は広く社会からの信用を得るために株式の上場をめざし、二〇〇〇（平成一二）年一一月にジャスダック、二〇〇三（平成一五）年二月に東証二部、そして翌年の二〇〇四（平成一六）年三月には東証一部に上場を果たした。


上場したからには社員のためだけではなく、株主の方のためにも会社を存続させなければならない。存続させるためには、世の中から水を売るのは「胡散臭い」などと微塵《みじん》も思わせるわけにはいかない。そのためには私たちが提供する「水」の効果について、上場の前から、上場後は増してエビデンスを収集するための予算も努力も惜しまないでやってきた。

ここまで説明をしてきたように、エビデンスの収集の端緒となったのは、実際に当社の製品を使用しているお客様の、「こういうふうに良くなった」、「こんな症状が緩和された」という声の正体を徹底して調べようという覚悟だった。それも私たちだけで調べて手前みそに公表するのではなく、公的かつ先端的な研究をしている機関と共同で行なうことが、説得力を得るために必要だと考えた。

だが、当時そのような機関・研究者の方の中で、水によって体にさまざまな影響があることを真剣に研究されている方はいなかった。一般の方だけではなく、研究機関も水は単なるH_2Oであって、それ以上でも以下でもないと考えていたのだ。したがって、その時点でエビデンスはほとんどない。取りあえずは自分たちでやろうと、水の研究にのめり込んでいった。

そんなことをしていた一九九四（平成六）年。突然、臺灣大學から共同研究のオファーがあった。まさに渡りに船。もう台湾だろうがどこだろうが飛んでいってやろうと依頼に応じた。

そして翌一九九五（平成七）年。臺灣大學との研究の結果、電解水素水には、病気や老化の原因となる活性酸素を抑制する働きがあることが判明した。

人間が老いるということは、細胞が劣化し、酸化することだ。電解水素水にはこれを抑止する機能がある。つまり、水に「特定の機能」があることが世界で初めて実証されたのだ。

ただしこの時点では、電解水素水のどの成分がどのようにして活性酸素を抑制するのかまではわからなかった。

それでも、この臺灣大學の研究結果をきっかけに私たちの電解水素水は世界中から注目されることになった。

また、我々は九州大学と共同研究し『BBRC』という国際ジャーナル誌に論文を投稿し、ついに一九九七（平成九）年、活性酸素の抑制についての論文が大きく取り上げられ、研究機関における「水」への注目度はさらに高まった。

その後は、九州大学との共同研究を継続し、また新たに東北大学、高知大学、京都大学、東京大学、アメリカのジョンズホプキンス大学、メリーランド大学、スウェーデンのカロリンスカ研究所、理化学研究所など、国内外のさまざまな研究機関と共同研究を進めていくことになり、その中で電解水素水の未知なる効果が次々と明らかになっていった。

整水器は以前から厚生労働省より、胃腸症状の改善に対する効能効果の認証を受けている管理医療機器だが、他の疾病への効果も実証すべく、現在も研究を重ねている。

中でも最近の大きなトピックは、電解水素水の細胞内活性酸素除去能力がバブリングした水素水の五倍、水素を除いても三倍もあることがわかったことだろう。

これは九州大学農学研究院、東京大学大学院工学研究科、同大学政策ビジョン研究センターと共同で、電解水素水整水器から電気分解して生成される電解水素水の培養細胞内の活性酸素除去能力について研究を実施し、その論文が二〇一七（平成二九）年二月九日にアメリカオンライン科学誌『PLOS ONE』に掲載されたものだ。

共同研究では、細胞内の活性酸素に対する除去能力を、電解水素水及び水素ガスをバブリングして生成した水素水など七種類の水で比較した。

その結果、水素含有水の生成方法の違いにより活性酸素除去能力が異なることが判明したのだ。

溶存水素濃度が同じ〇・九ppmの電解水素水をバブリング水素水と比較したところ、電解水素水の細胞内の活性酸素除去能力がバブリング水素水の約五倍高く、また電解水素水は水素ガスが抜けても活性酸素除去能力が約六割残ることがわかった。

このことから、電解水素水の活性成分は水素ガスだけではなく、他の活性物質が存在し、電解水素水はバブリングで生成した水素水よりもより抗酸化性が高い水であり、これにより、水素水は電気分解によって生成することが有効だと考えられる（図表終－1）。

また、この「他の活性物質」だが、今のところ当社としては、白金ナノコロイドではないかと考えている。ごく僅かではあるが、電解強度に応じて白金ナノコロイド量も増えることがわかっているからだ。

繰り返しになるが、いまだに水素水の効果の真偽を問う多くの情報が流れている。当社としては消費者に正しい情報をお伝えするために、さらなる研究の強化、推進が重要と考え、基礎研究に加え、飲用の臨床試験を行なうなど、エビデンスの蓄積により一層注力していく考えだ。

「水」と健康の関係とは？

ここまで述べてきたように、国内外の大学病院や医療機関など専門家の諸先生方の長年にわたる研究によって、電解水素水が人体に与える影響や病気にもたらす治療効果などが少しずつ明らかになってきている。とはいえ、これらの研究はそれぞれの専門分野に特化したもので、例えば、糖尿病であったり、アトピー性

図表終-1　電解水素水の水素ガス脱気後の活性酸素除去能力

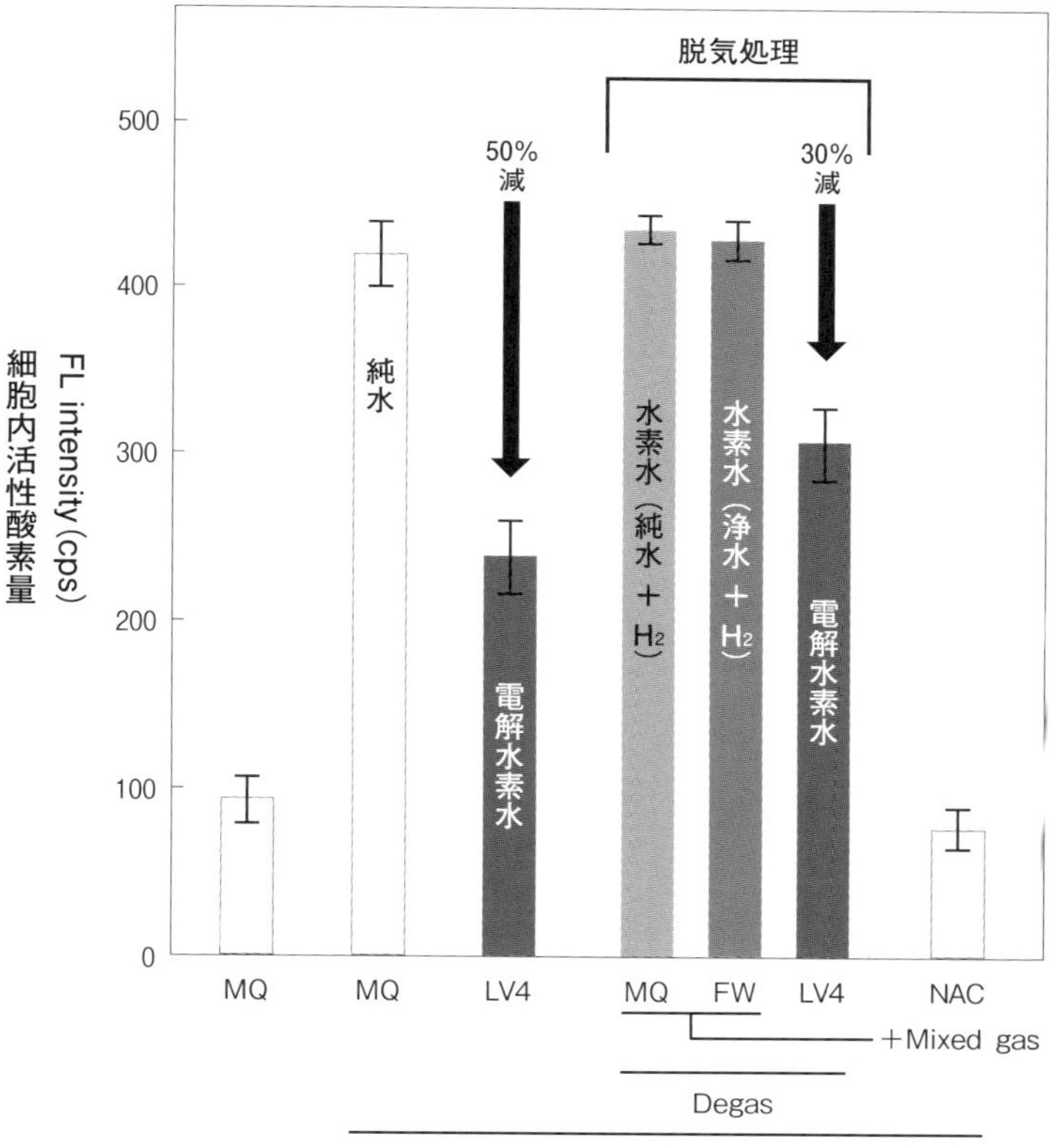

細胞内の活性酸素に対する除去能力を、電解水素水及び水素ガスをバブリングして生成した水素水など主に7種類の水において比較した結果、水素含有水の生成方法の違いにより活性酸素除去能力が異なることが判明。溶存水素濃度が同じ0.9ppmの電解水素水と水素水で比較をしたところ、電解水素水の細胞内の活性酸素除去能力が水素水の約5倍と高く、また電解水素水は水素ガスが抜けても活性酸素除去能力が約6割残ることがわかった。このことから、電解水素水の活性成分は水素ガスだけではなく、他の活性物質が存在し、電解水素水はバブリングで生成した水素水よりもより抗酸化性が高い水であると考えられ、電気分解によって生成することが有効であると考えられる。

皮膚炎であったり、脳の神経細胞の炎症であったりと、特定の病気や症状に対する対症療法的な研究という面があるのは否めない。

そうした中で、ヒトを遺伝子レベルにまで掘り下げて分析し、ライフサイエンス（＊50）という視点から、水と、人間の健康との関係を解明しようという研究が開始されている。

国立研究開発法人理化学研究所（理研）は、一九一七（大正六）年の創設から一〇〇年の歴史を持ち、物理学・化学・工学・生物学・医科学などの基礎研究から応用研究まで行なう国内唯一の自然科学系総合研究所だ。

理研内部には一一の研究センターがあり、その一つが生命機能科学研究センター（ＢＤＲ）である。この理研ＢＤＲ健康・病態科学研究チームでは現在、チームリーダーである渡辺恭良先生ご自身がプログラムディレクターを務める「健康〝生き活き〟羅針盤リサーチコンプレックス」と命名されたプログラムが推進されている。

リサーチコンプレックスとは、文部科学省所管の国立研究開発法人科学技術振興機構（ＪＳＴ／Japan Science and Technology Agency）の二〇一五（平成二七）年度新規事業であり、その定義は「地域に集積する産・学・官・金（金融機

＊50　ライフサイエンス
生物体と生命現象を取り扱い、生物学、生化学、医学、心理学、生態学、社会科学などを含めて総合的に研究する学問。

関）のプレイヤーが共同で五年後、一〇年後からその先に実現される地域の姿と社会的価値を『ビジョン』として掲げ、国内外の異分野融合による最先端の研究開発、成果の事業化、人材育成を一体的かつ統合的に展開するための複合型イノベーション推進基盤」であるという。

この「健康〝生き活き〟羅針盤リサーチコンプレックス」は、JSTが採択したリサーチコンプレックスの第一号であり、理研を中核機関として、二〇一八（平成三〇）年三月一日現在までに二〇の大学・研究機関、七七の企業・団体、三つのオブザーバー参画機関の計一〇〇機関が参画している。なお、我々日本トリムも、リサーチコンプレックス参画企業の一員として、鋭意活動している。

同プログラムでは「個別健康の最大化」をビジョンに掲げている。

これは、衣食住を含めた一人ひとりの日常生活におけるさまざまな環境、例えば、日頃利用している交通手段であるとか、一日当たりの運動量であるとか、そういった細かい一つひとつをオープンイノベーションで全部繋げていこうという取り組みだ。

一社一社と個別に共同研究を行なう場合もあるが、できるだけ多くの機関が参画するコンソーシアム（＊51）形式で、いくつかのグループでそれぞれ異分野融合

＊51　コンソーシアム
二つ以上の個人、企業、団体、政府から成る団体で、共同で活動を行なったり、共通の目標に向かって資源を蓄える目的で結成される。共同事業体ともいう。

を図り、事業化を進めているという。ゆくゆくは大きな事業とする、または、ヘルスケアのユニコーン企業を作っていくことをめざしている――と、渡辺先生は構想を語る。

ビジョンである「個別健康の最大化」の実現に向けて、渡辺先生らが「健康〝生き活き〟羅針盤リサーチコンプレックス」で採用しているのが「プレシジョン・メディシン」といわれる方法論だ。

日本語では「精密医療」などとも訳されるが、要するに「最先端の技を用いて患者さん一人ひとりを細胞の遺伝子レベルまで分析し、計測できるものはすべて数値化して、最適な治療を施すこと」といった意味の言葉である。

理研「健康〝生き活き〟羅針盤リサーチコンプレックス」では二〇一三年の発足時よりこのプレシジョン・メディシンに取り組んでおり、さらに、治療中の病人に限らず、一般の人を対象としてその健康の度合いを遺伝子レベルで分析し数値化して、最適な健康増進の手段・方法を提示することを「プレシジョン・ヘルス」と位置付けているという。

これらの方法論を実践していく上で不可欠な、一連の分析や計測によって、「水」と人間の健康との関係が明らかになりつつある。

日本トリムと理研CLST（現・BDR）との共同研究は、二〇一七年五月一日付でスタートした。これより一年ほど前、私のほうから渡辺先生を訪ね、電解水素水と人の健康について、理研CLSTと我々とで詳しく研究してみることを提案させていただいた。

当時、理研では、電気分解以外の製法で作られた水素水を対象としてすでに研究を進めていたため、私の提案はすんなりとは受け入れられなかったが、粘り強く説得を試み、「製品の評価などは一切求めていない。水の重要性を中心に、できるだけ科学的に解明し、真実を知りたいだけだ」というこちらの意図を理解していただくことができた。その結果、ようやく共同研究の締結にこぎ着けたのである。

現在、水の根源的な、物理化学的な性状の解析をはじめ、生体酸化やそれによる炎症、また、理研CLSTの側で以前から研究していた疲労や老化などのメカニズムに対する水の影響について、多角的に研究が続けられている。例えば、人体の中で水の分子がどのような動きをしているのか？　口から飲んだ場合、血液透析を行なった場合など、ケースごとに体内での水分子の動きを調べていく。

国立研究開発法人理化学研究所生命機能科学研究センター　健康・病態科学研究チーム　チームリーダー／健康生き活き羅針盤リサーチコンプレックス　プログラムディレクター　渡辺恭良先生
二〇一七年五月一日から共同研究が始まった。動物及びヒトに対する効果の体系的なメカニズムを、理化学研究所が保有する国内最先端の研究ノウハウや計測技術などを活用して解明することを目的としている。研究期間は五年間とし、一、二年の比較的短期的な研究に加え、より高度な機能性を追求する中長期的研究を並行して実施。

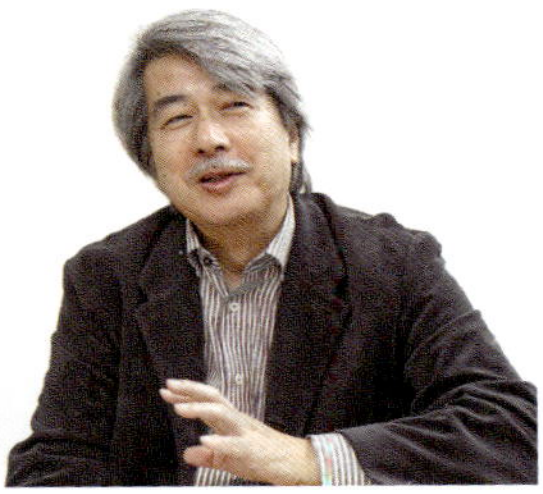

あるいは、植物に散水した場合、分子がどのように動いて植物の生長点に作用するのか。

体内で分子を運ぶトランスポーター（輸送体）はどのように発現するのか。

さすがに総合研究所だけあって、理研との共同研究は多岐にわたり、しかもそれぞれが非常にレベルの高い研究である。「抗酸化」、「抗炎症効果」、「抗疲労効果」、「吸収動態」などを数値化していき、それらの効果の違いを濃度で見ていく。

あるいは、物性の研究として、電解水素水中に含まれる水クラスター（*52）や水分子、水素結合の量なども計測していく。

取りあえず、二〇一八年度まではこうした方向性で研究を続け、その後、改めて方向性を見直そうという話になっている。

渡辺先生によれば、従来は水そのものを扱った研究がそもそも世の中にほとんどなかったのだという。しかし、今回の共同研究を通じて日本トリムのことや電解水素水について理解を深めるにつけて高濃度水素水という存在や、水素以外で水に含まれるさまざまな微量元素の持つ抗酸化作用などを知り、「まだまだわからない点も多いが、それだけにますます興味が出てきた。研究者としては、生命の根源的プロジェクトである水・空気・光プロジェクトを創始できた」とおっしゃっていただいている。

今後の展開として、渡辺先生は、「時間生物学の観点から、細胞分裂の周期の

＊52　クラスター
原子及び分子の、数個から数十個ないしそれ以上の結合体。特定の一部の原子や分子が結び付いて一つの固まりとなり、物理的に安定し、かつその集まりの中で一定の役割を担っている状態。

180

どの時点で電解水素水を摂取するのがもっとも効果的か」あるいは「電解水素水摂取の適正量はどのくらいか」などについての研究を進めていきたいという。

後者について言えば、例えば、現在日本国内では主に健康食品として流通している「還元型コエンザイムQ10（＊53）」は、海外では多くの国で医薬品として扱われており、日本のように大量に処方することはできないそうだ。

電解水素水が今後もし医薬品として認定されれば、薬機法等により一人当たりに処方できる上限が定められてしまうかもしれない。そのときのために、適正摂取量を調べておく必要があるのだという。

なお、理研では、個々の民間企業とコラボレーションを組む際には、企業側からもチームリーダーなどの人材を選出して「連携センター」という大きな枠組みを立ち上げ、その中で一緒にチームを作って研究を進めていくというやり方を取る場合もある。

実は以前、渡辺先生から一度「日本トリムと理研CLSTの間で連携センターを立ち上げませんか？」との提案を受けたことがある。我々としても前向きに検討したが、このときは諸般の事情から実現には至らなかった。しかし、この件は

＊53　還元型コエンザイムQ10
エネルギーを作り、活性酸素を除去する健康維持に重要な抗酸化成分である。医薬品やサプリメントなど幅広い分野で活用されている。

完全に消滅したわけではなく、渡辺先生も、連携センター立ち上げについては、「まだ諦めてはいない」と話してくださっている。

電解水素水で医療費削減をめざす ～高知県須崎市での挑戦

二〇一七年一一月一三日――。

高知県須崎市にある須崎市総合保健福祉センターにおいて、須崎市市長の楠瀬耕作氏、高知大学学長（当時）脇口宏氏、日本トリムからは私が出席して、「産学官民連携による『健康』をキーワードとした地方創生事業に関する連携協定締結式」が挙行された。

「『健康』をキーワードとした地方創生事業」とは、須崎市が掲げる総合的な健康づくり政策の一環として、日本トリムが提供する電解水素水整水器を設置する。そして、高知大学医学部の協力の下、日常的に電解水素水を飲用している市民の方の健康状態の変化（血液検査、健診データ、アンケートなど）を収集・分析し、電解水素水が生活習慣病予防や健康増進に与える影響を調査・研究するというものだ。

我々日本トリムとしては、電解水素水の日常的な飲用が、健康への意識向上による健康増進効果や、医療費の削減、特定健診（＊54）受診率の向上などに繋がる

＊54　特定健診
日本人の死亡原因の約六割を占める生活習慣病（糖尿病・高血圧症・脂質異常症など）の予防のために、四〇歳から七四歳までの人を対象に、メタボリックシンドロームに着目した健診。

結果が得られるのではないかと期待している。

日本トリムから提供する整水器は、当初二〇〇台でスタートし、最終的には五〇〇台をめざす。なお、この五〇〇台はすべて「無償提供」とした。かなりの費用は掛かるが、それらはすべて承知の上、覚悟の上である。

スタート時の二〇〇世帯は、市内在住で年齢は三〇歳以上、市の健康診断でメタボリックシンドローム、またはその予備軍の方が対象となる。

同事業については、二〇一六（平成二八）年九月六日付の当社プレスリリースで発表しているが、それから約一年二カ月を経たこの日、ようやく締結、提供にこぎ着けることができたのである。


須崎市は、県庁所在地である高知市の西方約三七km、高知県のほぼ中央に位置する人口約二万二五〇〇人の地方自治体だ。楠瀬市長と私は旧知の間柄であるが、楠瀬氏は自身が市長を務める須崎市を〝日本一の健康長寿のまち〟とすることをめざしているという。

一方で、私は以前から、電解水素水による「大規模実証」のようなものをやってみたいと常々考えていた。こういうことは、小規模にひっそりと短期間行なってもあまり意味がないものだ。やるからには、結果に対して文句のつけようがないほど徹底的に取り組まなければなるまい。

大人数で、オープンに、長期間実施する。そうと決めたら、問題は実施する場所である。

実は一度、東海地方のある自治体と話を進めたことがあったが、これは結局それ以上は進めることができなかった。議会の承認を得られなかったのだという。

そんなとき、たまたま楠瀬市長にお会いする機会があり、相談してみたところ、「それならぜひ、我が須崎市で……」ということになり、とんとん拍子に話が進んだ。

とはいえ——この事業には、考えようによってはリスクがある。

実施にあたっては、高知大学医学部がすべてのプロトコル（治験実施計画書）を作成しているため、「誰が飲んでいるのか」がわからないだけではなく、被験者自身も「どの水を飲んでいるのか」がわからない、ダブル・ブラインド・テスト（＊55）（DBT／Double Blind Test）となっている。

良いデータが出れば万々歳だが、必ずしもそうなるとは限らない。

ではなぜこのようなリスクがある事を実施するのかよく聞かれる。

＊55　ダブル・ブラインド・テスト
治験実施に関わるすべての人間が、どんな薬を投与するのか一切知らずに行なわれるもっとも一般的な治験方法。投与される薬の中身がわかった状態で治験が行なわれると、評価に主観やプラシーボ効果が混ざり、客観性の失われた結果が出る可能性があるので、結果に客観性を保つためにダブル・ブラインド・テストが行なわれるようになった。

しかしその答えは単純。

医療費削減に貢献できると確信しているからだ。

この水はさまざまな研究機関と長年に亘る共同研究により、体に良いことが既に発表されている。また、実際に日本トリム社員の医療費削減に繋がったというデータもある。

しかし、気になる点は整水器を取り付けていても、実際に一定量を飲まなかったり、生活習慣が悪化するなど外部環境の悪化によって電解水素水の効果が薄まることだ。

結果、「変わらなかった」というデータに繋がる多少のリスクはある。

とはいえ、今更後戻りはできないし、そうするつもりもない。

須崎市での事業期間は五年間を予定している。最終的に五〇〇世帯となれば、データの対象となる人数は一〇〇〇人を下らないだろう。仮に一〇〇〇人とすれば、須崎市の人口の約四・四％に相当する。これだけの規模で検証が行なわれれば、いかなる結果が出ようとも、どこからも文句のつけようがないはずだ。

そして、我々の予想している通りの結果が出たとすれば、それは次に述べる健康保険料と医療費削減に大いなる光明をもたらすことになるはずだ。

日本の医療費四一兆円の削減に向けて

厚生労働省では毎月、医療機関からの診療報酬の請求に基づいて、医療保険・公費負担医療分の医療費を集計し、「最近の医療費の動向」として公表しているが、例年秋には前年度の一年分の集計結果をまとめた数値が公表される。二〇一七年九月一五日にリリースされた「平成二八年度 医療費の動向」によると、同年度の医療費は四一・三兆円であったという。この数字は、前年度からは約〇・二兆円減となったが、これで三年連続四〇兆円超となり、まだまだ医療費の増加傾向に歯止めがかかったとは言い難い。

こうした数字だけ見ても、医療費の削減は焦眉《しょうび》の急であることはおわかりだろう。

では、どうすれば、この四一兆円から減らすことができるだろうか?

——といっても、難しく考えることは何もない。答えは単純明快、コロンブスの卵である。

医療費を減らすには、医療費がかからないようにすればいい。

図表終-2 平成28年度医療費の動向

	24年度	25年度	26年度	27年度	28年度
医療費(兆円)	38.4	39.3	40.0	41.5	41.3
医療費の伸び率(%)	1.7	2.2	1.8	3.8	▲0.4
(参考:休日数等補正後)	(2.0)	(2.2)	(1.9)	(3.6)	(▲0.4)
1日当たり医療費の伸び率(%)	2.6	3.1	2.1	3.6	0.3
受診延日数の伸び率(%)	▲0.9	▲0.8	▲0.3	0.2	▲0.7

出典:厚生労働省「平成28年度 医療費の動向」より

では、どうしたら医療費がかからないようになるのか？

そう。健康になればいいのである。

国民の皆さんが健康になれば、当然、病院へ足を運ぶ人は少なくなる。

もちろん、事故や怪我、ちょっとした病気などで通院する人は一定数いるだろう。それでも、重い生活習慣病などで長期間の通院や入院治療にかかる人が少なくなれば、医療費は劇的に減ることになる。

国家予算ギリギリの厳しい財政の中でやりくりしている昨今、年間四〇兆円以上もかかっている医療費を削減できる可能性があるのであれば、検討してみる価値はあるはずだ――。

そして、そのための切り札となるかもしれないのが電解水素水である。

本書の中で述べてきたように、電解水素水の持つ抗酸化作用、そして研究中の微量元素の秘めた力などによって、飲んだ人が健康になれるかどうか。結果的に、医療費が削減できるかどうかは、現在須崎市で実施されている「健康をキーワードとした地方創生事業」の結果によって、証明されることになる。

私はこれまでに何度か政官の方にお目にかかるたび、このお話をさせていただいている。

医療費を減らすためには、やはり予防しかないだろう、と。

もちろん、人間は必ず病気になるのだから、医療機器の開発や、医薬品の開発も必要だろう。しかし、病気になってしまった方を治すためにいくら予算をかけても、医療費は減らない。私はこれまでに医療費を削減するためにやはり予防することが大事であると言ってきた。

「健康は貯蓄です。貯金と同様、健康も日々コツコツした積み重ねがなくては健康になりません。健康な体をつくるためには予防が必要なんです」

それが私の持論であり、お会いする人にはそのようにお伝えしてきた。

また、日本トリムの社内でも社員たちに常々話していることだが、バブリング水素水にしろ、ペットボトル入りの水素水にしろ、それらはすべて、特別な「その水」を飲まなければならない。しかし、予防ということを考えると、そういう特別な水をわざわざ入手して、それを飲まなければならないというのは、あまり自然なことではない。

理想的なのは、「水道の蛇口をひねったら、当たり前に電解水素水が出てくる」という状態だ。そうなったら、誰も何も意識することなく、自然に電解水素水を飲むことになる。それで、健康になる、病気を予防できるとなれば、それこそが理想形である。

ただし、そのためには大掛かりな上水道のインフラ工事が必要になる。これは当然、一介の民間企業の手に負える次元ではない。行政の理解と支援が不可欠だ。そして、それはとりもなおさず、行政のため国民のためでもあるのである。

何度も繰り返してきたように、当社の医療費は安い。一般企業の六割程度だ。これは紛れもない客観的事実である。

仮に、毎年かかる医療費が四割程度削減できたとすれば、インフラ工事にかかった費用など、ものの一〇年もしないうちに回収できるはずだ。

一企業の社内データだけでは根拠として不十分だというなら須崎市のデータを見ていただいてからでも差し支えはないだろう。

要は、医療費削減のためには病気を予防することが第一であり、病気を予防するために水を電解水素水に変えることの効果については、本書の中で何度も述べてきた通りだ。

そして、すべての家庭に電解水素水を普及させることができれば、すべての方が健康になり、その結果として医療費も削減することができると信じている。

病気の症状に合わせて「水」が処方される時代がやって来る

今の医学界に「水で病気を予防する」という考えはない。だが、電解水素水が何の病気に、ということではなく活性酸素を減らすことで、健康増進に寄与することがすでにわかっている。

ところが多くの医師の皆さんはそれをなかなか認めようとしてくれない。

例えば、現在の日本の医療費は約四一兆円。その四割が水によって削減されたら一六・四兆円。その半分でも八・二兆円の市場が消滅することになる。おそらく多くの製薬会社にも少なからず影響はある。これは医学界にとって大変なことだ。

そもそも多くの医師の皆さんには、「水に病気を予防する効果はない」という固定観念があるのではないだろうか。しかし、人間の体には毎日二ℓ以上の水分が入っては出ていく。このように、繰り返し私たちの体内へ入ってくる水に、健康への影響がないはずがない。

とはいえ、最近は徐々にではあるが、水の効果を認める医師の方も出てきた。第三章でご紹介した河村宗典先生はその先駆者だ。

約五〇年にわたって現役の医師として活躍する河村先生は、後半の三〇年はあらゆる病気に対して電解水素水による効果を認め、実際に治療を行なってきた。その間、臨床の合間を縫って全国各地を飛び回り、数百回の講演を実施。おそらく数万人に対して電解水素水の効果を紹介してくださっている。

河村先生と私たちのお付き合いも約三〇年になる。先生が勤務されている協和病院には、日本トリムの整水器が設置され、入院している患者さんはいつでも、いくらでも電解水素水が飲める状態だ。

活性酸素を減らすことで、人間の免疫力を高める電解水素水だが、先生の治験例で特に多いのは、糖尿病性壊疽とアトピー性皮膚炎だ。

協和病院では、他の病院で足の切断を宣告された多くの糖尿病患者さんが、指の切断程度で退院している。

また、ステロイド剤の強い副作用に苦しむアトピー性皮膚炎の患者さんも、入院して薬を絶ち、ほとんどが数カ月後にはきれいな肌に回復して退院している。

そのほぼすべての治療方法が、電解水素水を飲むことを中心とするものだ。その詳しい様子はカラー写真付きで河村先生の著書『30年間の臨床例から 水が教えてくれたこと』で紹介されている。

また、同院では水道水に食塩を加えて電解したものを消毒液として使用。壊してている。

疽、外傷、熱傷、水虫、さらに穿孔性腹膜炎の手術時の腹腔《ふくくう》内の洗浄などに利用している。

『30年間の臨床例から 水が教えてくれたこと』では、電解水素水のがんに対する有効性にも言及されている。一部抜粋しよう。

「医学や医師は、積み重ねた経験と知識で、私たちがこの世に生を受けたときに自然から授かった生命力すなわち治癒力が遺憾なく発揮できるように生体内の環境を整えるのが使命なのです」

「私が積極的におすすめする（がんの）全身療法の第一は、生命活動の基本を支える還元水（電解水素水）です。これはすべての治療の大前提だからです」

このように、河村先生をはじめとする電解水素水の効果を認めてくださる医師の方は、どんどん増えている。その証拠に我々の整水器を導入している医療機関は、全国で四〇〇〇を超えた。

とはいえ、現状ではまだまだ水の効果が医学界に認めていただいたとは言い難い。我々としては、一〇年後くらいにはどこの医学部でも水の研究をしている、という状況をめざして日々活動している。

実際に我々との共同研究がかなり進んでいる医学部もある。例えば第二章で紹介したスウェーデンのカロリンスカ研究所だ。ここでは電解水素水の認知症に対する効果を研究している。まだ結果がまとまったわけではないが、ほぼ効果があることまではわかっている。今はなぜ効果があるのかを証明する段階だ。

こういった研究があらゆる大学の医学部でも行なわれるようになれば、臨床医の方も見て見ぬふりを続けることはできないはずだ。医師の皆さんが水を選ぶ時代、いや処方する時代が必ず来る。

正確には医師の皆さんが処方するわけではなくて、「肝臓の悪い人はこういう水を飲みなさい」、「胃の悪い人はこういう水を飲みなさい」、あるいは「糖尿病の人はこういう水を飲みなさい」といったように、その患者さんに合った水を勧めるようになるはずだ。それはおそらく患者さんによって適した水のミネラル分や硬度があるからだ。

人間の体は約七〇%が水でできている。したがって、摂取する水分の中身が違えば、体に違う症状が出てくる。当たり前のことだ。その当たり前のことが今の医学界では、まだまだ周知されていない。その対策としても我々はエビデンスの蓄積と公開が急務だと考えている。

そもそも誰であろうと、病気にはならないに越したことはない。そこで、各自治体は子どもや高齢者の方の医療費を無料にすることよりも、保育園、幼稚園、老人ホームなどの施設に整水器の設置をご検討いただきたいと願っている。

特にこれから成長する子どもたちには、毎日しっかり飲んでいただきたい。電解水素水は今日飲んだら明日の体調が良くなる、というものではない。健康の維持は、毎日の積み重ねが重要だ。子どもたちが電解水素水を飲むことが当たり前の世の中になれば、病院へ行く回数や薬の量を確実に減らせるはずだ。

おわりに　機能を持った水を世界へ

病気の予防は、毎日の生活習慣と直結している。毎日の小さな積み重ねが、病気になりにくい体をつくっていく。理想は毎日意識しなくても続けられる予防策だ。例えば「一日サプリを何錠」、「毎日パウチの水素水を何ℓ」といった予防策も悪くはないが、継続するのは大変だ。

そういった意味では、蛇口をひねればいつでも飲める電解水素水整水器は理想的だろう。この「面倒ではない」ことの積み重ねが病気の予防に繋がる。実際に日本トリムの社員は、毎日自然に電解水素水を飲んでおり、全国の医療費平均より三六・一％も安いという事実がある。

この気軽に実践できる病気の予防法が、日本ではまだまだ浸透していない。一般家庭における整水器の普及率は、おそらく六％前後といったところだろう。単純に「おいしい水」を作る浄水器の普及率は一般社団法人浄水器協会の調査によると三六・二％（二〇一七年）だから、これからも整水器が普及する可能性は大いにある。

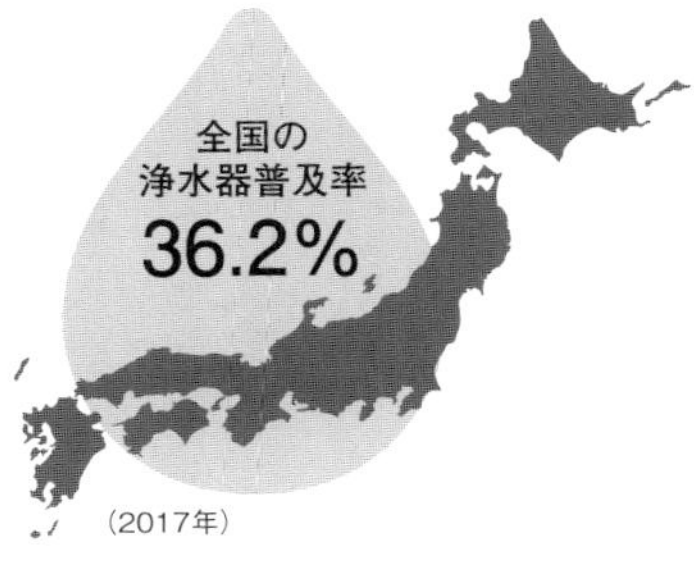

二〇一七年七月の浄水器普及率調査で、浄水器の普及状況は、三六・二％となった。

電解水素水は、日本の医療費を削減し、産業として経済も活性化させることができる。機能を持った水が日本の健康福祉と経済をサポートするのだ。我々は企業人として、このことを一人でも多くの方に知ってもらい、電解水素水整水器を普及させることが責務だと思っている。

最後になるが、弊社の整水器をご使用いただいているユーザーの皆様、整水器の普及活動に多大なご支援をいただいている代理店の皆様に心より御礼を申し上げたい。

さらに、産学共同研究などで電解水素水の機能解明に共に取り組んでいただいてきた諸先生方にも御礼申し上げたい。中でも、特定医療法人誠仁会協和病院名誉院長の河村宗典先生には、二〇年以上にわたり医療の現場で電解水素水を実用いただくとともに、整水器の普及にも惜しみないご協力を賜り、公私ともに一方ならぬお世話になってきた。また、電解水素水研究の黎明期よりご尽力いただいた九州大学名誉教授白畑實隆先生及び故林秀光先生にも、電解水素水の科学的エビデンス構築の礎を築いていただいた。この場を借りて、衷心より感謝申し上げたい。

そして、創業時から苦楽を共にしてきた営業担当の三谷禎秀氏及び技術担当の大坪一道氏を始め、トリムグループの社員及びOBとそのご家族、また、本書出版に際しさまざまな取材に同席し、完成まで多大なるご尽力をいただいたダイヤモンド・ビジネス企画取締役岡田様、萩尾様をはじめ、お世話になりました皆様方に心より感謝申し上げる。

我々のめざす電解水素水で世界中の全ての人々の健康に貢献する社会の実現にはまだ道半ばである。皆様には、引き続き、ご支援を賜りたくお願いを申し上げたい。

【著者】

森澤紳勝（もりさわ・しんかつ）

1944（昭和19）年、高知県出身。一般企業に勤務した後、1982（昭和57）年に株式会社日本トリムを設立。その後、2000（平成12）年にJASDAQ、2003（平成15）年に東証2部、2004（平成16）年に東証1部へ上場を果たす。

いち早く水の機能に着目し、健康維持に役立つ水を追求。現在では飲用に留まらず、医療・農業・工業分野など、さまざまな分野への活用に向けて取り組んでいる。また、国内最大の民間臍帯血バンク事業など、再生医療分野にも進出している。

日本トリムグループ代表。機能水研究振興財団理事。

座右の銘は「夢は必ず実現する」。

「水」に価値がついた日
おいしい水から機能をもつ水へ

2018年 5 月23日　第1刷発行
2018年11月26日　第6刷発行

著者 ―――――― 森澤紳勝
発行 ―――――― ダイヤモンド・ビジネス企画
〒104-0028
東京都中央区八重洲2-7-7 八重洲旭ビル2階
http://www.diamond-biz.co.jp/
電話 03-5205-7076（代表）

発売 ―――――― ダイヤモンド社
〒150-8409　東京都渋谷区神宮前6-12-17
http://www.diamond.co.jp/
電話 03-5778-7240（販売）

編集制作 ―――― 岡田晴彦
制作進行 ―――― 萩尾素子
編集協力 ―――― 浦上史樹・椎名前太
装丁 ――――― 村岡志津加
DTP ――――― 齋藤恭弘
撮影 ――――― 藤八州相（フジスタジオ）・まるやゆういち
印刷進行 ―――― 駒宮綾子
印刷・製本 ――― 中央精版印刷

ISBN 978-4-478-08438-0